常见病奇效秘验方系列

便秘
奇效秘验方

总　　主　编◎吴少祯

执行总主编◎王馥恩　贾清华　蒲瑞生

主　　　　编◎贾清华

U0207063

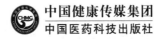

中国健康传媒集团

中国医药科技出版社

内 容 提 要

本书共分十章，第一章主要介绍了便秘的西医学认识；第二章主要介绍了便秘的中医学认识；第三章主要介绍了治疗便秘的单味药；第四章主要介绍了治疗便秘常用中成药；第五章主要介绍了治疗便秘的效验秘方；第六章主要介绍了便秘的食疗方法，包括治疗便秘的常见食物、治疗便秘的常用食疗方；第七章主要介绍了治疗便秘的药膳；第八章主要介绍了便秘的外治法；第九章主要介绍了特殊人群的便秘治疗；第十章主要介绍了便秘的预防调摄。

全书内容丰富，通俗易懂，方法简单实用，可供便秘患者、广大中医药爱好者、临床医务工作者参考使用。

图书在版编目（CIP）数据

便秘奇效秘验方 / 贾清华主编 . — 北京：中国医药科技出版社，2023.3
（常见病奇效秘验方系列）

ISBN 978-7-5214-3774-4

Ⅰ. ①便… Ⅱ. ①贾… Ⅲ. ①便秘 – 验方 – 汇编 Ⅳ. ① R574.62

中国国家版本馆 CIP 数据核字（2023）第 020477 号

美术编辑 陈君杞
版式设计 南博文化

出版 **中国健康传媒集团** | 中国医药科技出版社
地址 北京市海淀区文慧园北路甲 22 号
邮编 100082
电话 发行：010-62227427 邮购：010-62236938
网址 www. cmstp. com
规格 880 × 1230mm $^1/_{32}$
印张 6 $^5/_8$
字数 171 千字
版次 2023 年 3 月第 1 版
印次 2023 年 12 月第 2 次印刷
印刷 三河市百盛印装有限公司
经销 全国各地新华书店
书号 ISBN 978-7-5214-3774-4
定价 **35.00 元**

获取新书信息、投稿、为图书纠错，请扫码联系我们。

《常见病奇效秘验方系列》

编委会

总 主 编◎吴少祯

执行总主编◎王醒恩　贾清华　蒲瑞生

编 委（按姓氏笔画排序）

丁晓洁　于晓飞　王 兵

王科军　王洪涛　叶 蕾

巩振东　刘 莹　刘 谦

杨 毅　沈 凌　张 鹏

张华军　宫健伟　曹鸿云

韩 芸　韩洁茹　魏晓露

编委会

主　编◎贾清华

副主编◎常　地　董　臻

出版说明

中医方剂，肇自汤液，广于伤寒。在中医的历史长河中，历代医家留下了数以万计的验方、效方。从西汉的《五十二病方》，到明代的《普济方》，再到今天的《中医方剂大辞典》，本质上都是众多医家效验方的集录。这些优秀的效方、验方凝聚了古今医家的智慧和心血，为我们提供了宝贵的经验。

为此，我们组织专家编写了《常见病奇效秘验方系列》丛书，本套丛书包括儿科疾病奇效秘验方、颈肩腰腿痛奇效秘验方、消化系统疾病奇效秘验方、肝胆病奇效秘验方、痛风奇效秘验方、皮肤病奇效秘验方、关节炎奇效秘验方、失眠抑郁奇效秘验方、妇科疾病奇效秘验方、糖尿病奇效秘验方、神经痛奇效秘验方、高血压奇效秘验方、肺病奇效秘验方、中医美容奇效秘验方、便秘奇效秘验方，共计15个分册。每首验方适应证明确，针对性强，疗效确切，是临床医师、中医药学子和广大中医爱好者的必备参考书；同时，患者可对症找到适合自己的效验方，是患者家庭用药的便捷指导手册。

需要说明的是，原方中有些药物，按现代药理研究是有毒性或不良反应的，如附子、川乌、草乌、马钱子、木通、山慈菇、细辛等，这些药物大剂量、长期使用易发生中毒反应，故在使用之前，务必请教一下专业人士。

　　本套丛书在编写过程中，参阅了诸多文献资料，谨此对原作者表示衷心感谢！另外，书中难免会有疏漏之处，敬请广大读者提出宝贵意见。

中国医药科技出版社

2023年2月

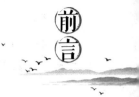

前言

　　便秘主要是指粪便干结、排便困难或不尽感以及排便次数减少等。便秘是由多种病因引起的常见病症，包括胃肠道疾病、累及消化道的系统性疾病，许多药物也可引起便秘。随着饮食结构的改变及精神心理和社会因素的影响，便秘已严重影响人们的生活质量，在有些疾病如结肠癌、肝性脑病、乳腺疾病、早老性痴呆的发生中有重要作用；在急性心肌梗死、脑血管意外等疾病时的便秘甚至可导致生命危险；部分便秘和肛肠疾病，如痔、肛裂等均有密切的关系。中华医学会消化病学分会胃肠动力学组发布的《中国慢性便秘专家共识意见（2019）》显示，我国成人慢性便秘的患病率为4.0%~10.0%。而且随着年龄的增长，便秘的患病率在逐渐升高，70岁以上人群慢性便秘的患病率达23.0%，80岁以上可达38.0%。因此，预防和及时合理治疗便秘，将会大大减轻便秘带来的严重后果和社会负担。

　　本书共分十章，第一章主要介绍了便秘的西医学认识；第二章主要介绍了便秘的中医学认识；第三章主要介绍了治疗便秘的单味药；第四章主要介绍了治疗便秘常用中成药；第五章主要介绍了治疗便秘的效验秘方；第六章主要介绍了便秘的食疗方法，包括治疗便秘的常见食物、治疗便秘的常用食疗方；第七章主要介绍了治疗便秘的药膳；第八章主要介绍了便秘的外治法；第九章主要介绍了特殊人群的便秘治疗；第十章主要介绍了便秘的预防调摄。

全书内容丰富，通俗易懂，方法简单实用，可供便秘患者、广大中医药爱好者、临床医务工作者参考使用。

编者

2022年10月

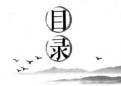

目录

第一章　便秘的西医学认识

一、概述

人类在进食后，食物残渣在大肠内，其中一部分水分和电解质等被大肠黏膜吸收，经过细菌的发酵和腐败作用，即变成粪便排出体外。粪便含有食物中不消化的纤维素，消化道脱落的上皮细胞，黏膜碎片和大量细菌，还有未被吸收的消化道分泌物，如黏液、胆色素、黏蛋白和消化液等。如不吃蔬菜和粗糙谷类食物，粪便组成常一致，即水分65%，固体35%。固体部分细菌最多，可达总量的三分之一到二分之一，当排出粪便时，大部分细菌已死亡。另有2%~3%的含氮物质，10%~20%的无机盐，如钙、铁、镁盐。脂肪占10%~20%，一种是未被吸收的分解脂肪，另一种是由细菌和上皮残片而来的中性脂肪，还有少量的胆固醇，嘌呤基和维生素。

正常排出粪便是圆柱形，长10~20cm，直径2~4cm，重量100~200g。正常粪便为碱性，其碱度高低与在结肠存留的时间长短有关，存留时间越长，碱度越高；相反稀粪便存留时间短，常呈酸性，可刺激肛门周围皮肤。一般正常粪便呈棕色，这是由于粪内含有粪胆色素和尿胆素。因吃食物不同，粪便亦有改变，如吃含蛋白质丰富食物的粪便，有臭味、稍硬、成块，色稍淡呈棕黄或浅黄色，含的细菌以革兰阳性为多；吃碳水化合物丰富食物的粪便，呈棕绿色，恶臭味，软或半液体状，酸性，细菌以革兰阴性居多。某些药物也可改变粪便颜色。

正常情况下，大多数人每日大便1次，粪便柔软成形，排便通畅。一个健康人从开始进食，经过消化吸收到形成粪便一般需要24~48小时，两次大便间隔时间一般1~2天。但因个体差异不同，排便习惯明显不同，有的2~3日排便1次，也有的一天排便2~3次，虽然排便间隔或次数不同，但粪便形状正常，不干燥，排便也不困难，都属于正常范围。但是建议不要养成憋便的习惯，粪便长时间停留在肠道里，因体温关系温度比较高，所以会产生大量的毒素，不及时排出会被大肠重吸收，对身体不利，其部分水也被重吸收，这就是为什么间隔时间太长会大便干燥的原因，长时间被大肠吸收毒素，人的脸色就会变的发暗，甚至发黑，这就是毒素过多造成的，毒素过多会引起很多疾病，正所谓便秘是百病之源。

调查发现，便秘者容易诱发头晕、心悸、乏力、烦躁不安、失眠、记忆力下降、皮肤瘙痒、色素沉着、口臭等亚健康症状。另外，便秘者因经常粪便干硬，容易引起肛裂、痔疮出血等临床症状，严重者可引起贫血。便秘也是诱发老年性痴呆和肠道肿瘤的危险因素。有时，便秘还可危及生命，如高血压患者常因便秘而用力屏气，轻者使血压升高，重者导致脑卒中而猝死。因此，尽管人们认为便秘不是大毛病，但是，对于便秘造成的危害及由此影响人们生活质量的问题不容忽视。便秘的发生是暂时的，当引起便秘的原因消除后，大便就正常了，如果便秘时间长了，易导致一系列不良反应，出现头疼、头晕、食欲不振、腹胀、腹痛、乏力等！更长时间便秘可以导致肛裂、痔疮等疾病，尤其注意的是，老年人发生便秘可诱发心肌梗死。因此，一旦发生便秘，切不可掉以轻心！

总体来说，随着社会生活方式和饮食结构的改变，便秘发病率逐年提高。其发病率女性高于男性，随着年龄的增加有升高的趋势，发病年龄向年轻化发展。目前研究显示小儿的发病率亦明显增高，便秘既给患者带来极大的身心痛苦，又伴随着沉重的经济负担，已经成为影响现代人生活质量的重要病症之一。

二、病因

引起便秘的原因很多，除了器质性病变（如胃肠道梗阻、肠道肿瘤）原因外，还有不良的饮食习惯、生活方式、心理因素、滥用泻药等。

1.膳食纤维摄入不足

随着我国经济发展和生活水平的提高，人们增加了动物性食物的消费，鸡、鸭、鱼、肉等荤食吃得越来越多，谷类食物吃得越来越少，且以精米、精面为主。由于食物过于精细，膳食纤维的摄入量减少，使得肠道蠕动缓慢、排便不畅而造成便秘。据我国居民营养调查发现，平均每人每日的膳食纤维摄入量已由过去的26g下降至17g。有研究认为，粪便中膳食纤维含量越低，粪便通过肠道的时间就越长。高纤维膳食者的粪便吸收水分多、体积大、质量重，粪便通过肠道的时间仅14小时，而低纤维膳食者则可长达76小时，有的甚至长达144小时（6天）。

2.不良的饮食习惯

如饮酒、喜食辛辣食物、饮水过少、偏食等不良的饮食行为与便秘的发生有关。对于食品的选择不当也可引发便秘。例如，多吃水果可以防止便秘，但水果品种选择不合理可能会适得其反，梨子、香蕉可以促进肠蠕动，有利于改善便秘，而柿子、苹果因富含鞣酸，多吃常可加重便秘。

3.不良的生活方式

对于久坐不动、缺乏运动的人，常常容易发生便秘。生活起居无规律，或没有养成良好的排便习惯的老年人也容易发生便秘。

例如，有些人不能定时排便，并常常在有便意时忍着继续处理手头的事情而推迟排便时间，久而久之，就会造成便意抑制或消失而诱发便秘。还有些人喜欢在排便时听广播、读书、看报或思考问题，这样往往分散注意力，不但影响排便条件反射，而且易形成痔疮，而痔疮又会加重老年人便秘。

4.精神紧张、压力大、失眠

精神因素与便秘也有密切关系，根据一项对3300多名老年人调查的结果，发现精神紧张、心理压力大、失眠或睡眠质量差的老年人，与无上述症状的老年人相比，便秘发生的危险性要增加30%~45%。

5.滥用泻药

由于长期使用泻剂，尤其是刺激性泻剂，造成肠道黏膜神经的损害，降低肠道肌肉张力，反而导致严重便秘。此外，引起便秘的其他药物还有阿片类镇痛药、抗胆碱类药、抗抑郁药、钙离子拮抗剂、利尿剂等。

6.肠道病变

（1）肠道器质性病变，如炎症性肠病、肿瘤、疝、直肠脱垂、直肠前膨出等，此类病变导致功能性出口梗阻引起排便障碍。

（2）肠管平滑肌或神经源性病变。

（3）结肠运动功能紊乱所致，常见于肠易激综合征，系由结肠及乙状结肠痉挛引起，除便秘外同时具有腹痛或腹胀，部分病人可表现为便秘与腹泻交替。

7.年龄

老年体弱、活动过少、肠痉挛导致排便困难，或由于结肠冗长引起便秘。

8.全身性疾病

（1）内分泌或代谢性疾病，如糖尿病、甲状腺功能低下、甲状旁腺疾病等。

（4）风湿免疫性疾病，如硬皮病、系统性红斑狼疮等。

（5）神经系统疾病，如中枢性脑部疾患、脑卒中、多发性硬化、脊髓损伤以及周围神经病变等。

三、分类

便秘按发病机制主要分为两大类：慢传输型和出口梗阻型。

1.慢传输型便秘

慢传输型便秘是由于肠道收缩运动减弱，使粪便从盲肠到直肠的移动减慢，或由于左半结肠的不协调运动而引起。最常见于年轻女性，在青春期前后发生，其特征为排便次数减少（每周排便少于1次），少便意，粪质坚硬，因而排便困难；肛直肠指检时无粪便或触及坚硬粪便，而肛门外括约肌的缩肛和用力排便功能正常；全胃肠或结肠传输时间延长；缺乏出口梗阻型的证据，如气囊排出试验和肛门直肠测压正常。增加膳食纤维摄入与渗透性通便药无效。糖尿病、硬皮病合并的便秘及药物引起的便秘多是慢传输型。

2.出口梗阻型便秘

出口梗阻型便秘是由于腹部、肛门直肠及骨盆底部的肌肉不协调导致粪便排出障碍。在老年患者中尤其常见，其中许多患者经常规内科治疗无效。出口梗阻型可有以下表现：排便费力、不尽感或下坠感，排便量少，有便意或缺乏便意；肛门直肠指检时直肠内存有不少泥样粪便，用力排便时肛门外括约肌可能呈矛盾性收缩；全胃肠或结肠传输时间显示正常，多数标记物可潴留在直肠内；肛门直肠测压显示，用力排便时肛门外括约肌呈矛盾性收缩或直肠壁的感觉阈值异常等。很多出口梗阻型便秘患者也合并存在慢传输型便秘。

四、临床表现

便秘在人群中的患病率高达27%，但只有一小部分便秘者会就诊。便秘可以影响各年龄段的人。女性多于男性，老年多于青、壮年。因便秘发病率高、病因复杂，患者常有许多苦恼，便秘严重时会影响生活质量。便秘常表现为：便意少，便次也少；排便艰难、费力；排便不畅；大便干结、硬便，排便不净感；便秘伴有腹痛或腹部不适。部分患者还伴有失眠、烦躁、多梦、抑郁、焦虑等精神心理障碍。由于便秘是一种较为普遍的症状，症状轻重不一，大部分人常常不去特别注意，认为便秘不是病，不用治疗，但实际上便秘的危害很大。

第二章 便秘的中医学认识

一、中医对"便秘"的认识

在我国古代医学中，便秘有很多名称，如"大便难"、"后不利"、"脾约"、"阴结"、"阳结"、"大便秘"、"大便燥结"、"肠结"等。古代医家对便秘的产生原因有许多论述，认为引起便秘的原因很多，其中，便秘与肾、脾、胃、大肠、肺、气血津液、寒热虚实等均有关。历代医家认为：在水谷传化过程中，胃主受纳，腐熟水谷，其气下行；脾主运化，其气上行，小肠"受盛"经脾胃作用后的水谷进行泌别清浊；大肠传导糟粕。所以，胃的腐熟失常与气失和降，脾的运化失司及清气不升，小肠的泌别失职，大肠的传导异常，均可引起大便异常。肾主液，肺主气，当肾虚肺燥时也可引起大便秘结。历代医书中，对此论述很多："大便秘结，肾病者也。经曰，北方黑水，入通于肾，开窍于二阴，盖以肾主五液。津液盛，则大便调和。""若饥饱失节，劳役过度，损伤胃气及食辛热味厚之物而助火邪，伏于血中，耗散真阴，津液亏少，故大便燥结。然燥结之病不一，有热燥，有风燥，有阳结，有阴结，又有年老气虚，津液不足而燥结者。"以上论述非常重视肾阴亏虚、津液不足、胃气受损等因素。有关热与寒可致便秘的论述也很多："大便不通者，由三焦五脏不和，冷热之气不调，热气偏入肠胃，津液竭燥，故令糟粕痞结，壅塞不通也。""闷俗作秘，大便涩滞也，热耗其液，则粪坚结而大肠燥涩紧敛故也。""手足冷，大便秘，小便赤，或大便黑色，脉沉而滑……此名阳证似阴也。"而清代医家则提出了便秘与肺燥有关的观点："大便闭结，人以为大肠燥甚，谁知是肺气燥乎？肺燥则清肃之气不能下行于大肠。"更有医家提出便秘与房事、饮食、七情等均有关的论述："原其所由，皆房劳过度，饮食失节，或恣饮酒浆，过食辛热，饮食之火起于脾胃，淫欲之火起于命门，以致火盛水亏，津液不生，故传道失常，渐成结燥之证。"提出"虫积"、"七情气闭"、"痰滞不通"、"药石毒"、"脏寒"、"血液枯"等均可导致便秘，从而更充实了便秘的病因学说。

中医治疗上提出了不可妄用攻下，"……大抵治病必究其源，不可一概用巴豆、牵牛之类下之，损其津液，燥结愈甚。""如妄以峻利药逐之，则津液走，气血耗，虽暂通而即秘矣。"明代医家李中梓提出妄用攻下之害："每见江湖方士，轻用硝黄者十伤四五，轻用巴豆者十伤七八，不可不谨也，或久而愈结，或变为肺痿吐脓血，或饮食不进而死。"因此治病必须求本。除药物治疗外，清代医家还注重利用导引术治疗便秘，保生秘要曰："以舌顶上腭，守悬雍，静念而液自生，俟满口，赤龙搅动，频漱频吞，所降直下丹田，又守静咽数日，大肠自润，行后功效。"

中医很重视便秘对人体的影响，早在汉代，医家便提出腑气不通致衰的理论："欲得长生，肠中常清，欲得不死，肠中无滓。""五味入口，即入胃，留毒不散，积聚既久，致伤冲和，诸病生焉。"说明了保持大便通畅，易延年益寿这个道理。因此，一旦患了便秘，要立即找出原因，及时治疗，以免后患。

二、便秘的基本病机

祖国医学认为，便秘的基本病机，虽属大肠传导失常，但与脾胃肝肾等脏腑的功能失调有关。如阳明胃热过盛，热灼津液，津伤液耗，肠道失润；脾气不足，则气虚而传送无力；肝气郁结，气机壅滞，则"气内滞而物不行"，或气郁化火，火邪伤津，亦可使肠道失润；肾开窍于二阴而恶燥，又主五液，肾阴不足，则肠失濡润，肾阳不足，则阴寒凝滞，津液不通。故四者功能失调，皆为便秘之由。

便秘一病，可概括为寒热虚实四个方面。肠胃积热者属热秘；气机郁滞或饮食积滞，腑气不通者属实秘；气血亏虚者，则为虚秘；而阴寒凝滞，滞液不行者，称冷秘或寒秘。四者之中，又以虚实为纲，如热秘、气秘属实，虚秘、冷秘属虚。而寒热虚实之间，常互相兼挟或演变。如热秘误治或失治，经久不愈，津液日耗，进损肾阴，而致津液不足，大肠失润，其病由实转虚。气机郁滞，日久化火，则气结与热结并见。气血虚弱者，易受饮食所伤，或情志怫郁，则虚实相兼。冷秘者，乃阳虚阴寒凝滞，但若温燥太过，耗其津液，或阳损及阴，可见阴阳并虚之证。总之，大肠的传导功能失常是便秘发生的主要机理。

三、便秘的中医分型

现代中医多将便秘分为热秘、冷秘、气秘、虚秘，其中虚秘又包括气虚便秘、血虚便秘、气血俱虚便秘、阳虚便秘、阴虚便秘，气秘和热秘均属于实证便秘。此外，还有一种湿热便秘。

（一）实秘

1.热秘

热秘，是指由于胃肠积热，即燥热内结，耗伤津液，使大肠传导失润，大便干结而引起的便秘。热秘好发于素体阳盛，嗜酒、喜食辛辣食物，或热病之后的人。

临床表现：大便干结，腹胀腹痛，面红身热，口干口臭，心烦不安，小便短赤，舌红，苔黄燥，脉滑数。

2.气秘

气秘，是指由于气机郁滞，通降失职，使糟粕内停，不能下行所致的便秘。气秘多发于忧愁、思虑过度、情志不畅或久坐少动的人。

临床表现：大便干结，或不甚干结，欲便不得出，或便而不爽，肠鸣失气，腹中胀痛，胸胁满闷，嗳气频作，食少纳呆，舌苔薄腻，脉弦。

3.冷秘

冷秘，是指由于阳气虚衰，阴寒内生，致阳气不通，肠道传送无力，大便艰涩所致的便秘。冷秘多发于年老体衰及久病者。

临床表现：大便艰涩，腹痛拘急，胀满拒按，胁下偏痛，手足不温，呃逆呕吐，舌苔白腻，脉弦紧。

（二）虚秘

虚秘，即虚证所致的便秘，是由于劳倦、饮食内伤或产后、病后以及年老体虚，气血两亏，气虚则大肠传送无力，血虚则津液不能滋润大肠，而导致大便排出困难，以致秘结不通。

1.气虚秘

临床表现：粪质并不干硬，虽有便意，但临厕努挣乏力，便难排出，汗出气短，便后乏力，面白神疲，肢倦懒言，舌淡苔白，脉弱。

2.血虚秘

临床表现：大便干结，面色无华，心悸气短，失眠多梦，健忘，口唇色淡，舌淡苔白，脉细。

3.阴虚秘

临床表现：大便干结，如羊屎状，形体消瘦，头晕耳鸣，两颧红赤，心烦少眠，潮热盗汗，腰膝酸软，舌红少苔，脉细数。

4.阳虚秘

临床表现：大便干或不干，排出困难，小便清长，面色㿠白，四肢不温，腹中冷痛，得热则减，腰膝冷痛，舌淡苔白，脉沉迟。

四、便秘的中医治则

1.宣肺通便

肺主宣发、肃降，从而维持人体的新陈代谢。肺与大肠相表里，肺的宣发肃降，对保持大肠腑气的通顺，有着重要作用。若肺失宣肃，则大肠传导功能失职，致大便秘结，或大便不通。用宣肺通便法，可收良效，如宣肺通便汤，药用：桑白皮、杏仁、桔梗、枳壳、前胡、苏子、瓜蒌仁、郁李仁、芦根、甘草。用于肺失宣降，阴虚肺热等肺系疾病而致的便秘，其效最捷。从另一侧面讲，大便通调，也有利于肺气的宣降。因此通利大便，又是治肺病的一条途径，保持大便通畅，有利于肺病的治愈。在治肺病的方剂中，加用通便药，可提高疗效，加速愈程。

2.苦寒通下

寒邪化热，邪热传入阴明之腑，或温病热入中焦，以及热盛伤津，而致肠中燥结，大便不通，胸痞腹满等症。根据"实者泻之"、"其下者引而竭之"的原则，可用苦寒通下法治疗，用大黄、芒硝、二丑等为主药，荡涤热结，辅以厚朴、枳实，行气除满。代表方如大承气汤、小承气汤、调胃承气汤、复方大承气汤等。

本法治里实热证为主，如出现兼证、挟证，可与他法配合应用。气机阻滞明显者，可与行气法同用，加枳实、厚朴、莱菔子等，如小承气汤；津枯肠燥者，与润肠通便法同用，加火麻仁、杏仁，如麻子仁丸；阴液亏损者，与滋阴法同用，加生地、元参等，如增液承气汤；正虚邪实者，与补法同用，加党参、当归等，如新加黄龙汤；如热毒壅肺，与清热解毒法同用，加栀子、黄芩、连翘等，如凉膈散；如高热、烦渴，与清气法同用，加石膏、知母等，如白虎承气汤，均属苦寒通下法的范畴。

本法的应用非常广泛，近年来用治急性单纯性肠梗阻，麻痹性肠梗阻，蛔虫性肠梗阻，急性黄疸型肝炎，急性细菌性痢疾，术后肠胀气，幽门梗阻，均有显著疗效。取"六腑以通为用"、"通则不痛"之义，并对一些热性病，感染性炎症病变，中毒性疾病，神经及精神系统疾病，均有良效，可使热邪、炎症、毒邪从大便排出。

3. 温阳通下

本方适用于肠胃寒积里实，腹痛便秘，手足不温，腹痛得温则减，或下痢久而不止，脉沉紧者。本法常以辛热药为主，适当配伍泻下药而成，用附子、干姜祛除寒邪，配大黄、芒硝攻下里实。因温热药的剂量多于寒凉药，泻下作用仍然存在，但苦寒之性去，可达"去性取用"之目的，药后可使寒积散，积滞行，大便通，腑气畅而病愈。

4. 润下通便

大肠乃传导之官，以通下为顺，但要常润不燥才能尽其责。若实热伤津，阴液亏损，可致肠中燥结，大便秘结或秘塞不通。此类便秘，不宜猛攻，宜用润下通便法，常用方剂如润肠丸（当归、生地、桃仁、火麻仁、枳壳）、五仁丸（桃仁、杏仁、柏子仁、松子仁、郁李仁、陈皮）、麻子仁丸（麻子仁、芍药、炒枳实、大黄、厚朴、杏仁）。以油脂丰富的仁类药、滋阴养血药为主，适应于津枯肠燥、大便艰难，虚人、老人、产后便秘，痔疮、肛裂、肠梗阻等。

5. 通下泄热

热毒壅结脏腑，气血凝滞，轻为炎症，重为痈肿，常见的有肺痈、肠痈、胰腺炎等。治疗最宜通下泄热，使热毒消散下行，气血通畅，炎症消散，痈肿可消。

肺痈多为风寒伤肺化热，或热毒壅肺，热伤血脉，蓄结而成痈脓。初期可见恶寒发热，咳嗽气急，胸中隐痛，或咳吐脓痰。成痈后可见咳吐浊沫脓血，状如米粥，气喘，发热。治疗以通下泄热为主，初期可用麻杏石甘汤加鱼腥草、瓜蒌仁、大黄；痈成后可用千金苇茎汤（苇茎、薏苡仁、桃仁、冬瓜仁）加鱼腥草、大黄。

肠痈多由肠中热毒郁结，气血凝滞而成，可见发热，口渴，右下腹胀痛拒按，甚者在痛处可扪及包块，大便秘结。治疗应尽早施以泄热通下之法，常用大黄、银花、连翘、黄柏、红藤、败酱草、蒲公英、地丁、冬瓜仁、丹皮等清热解毒、凉血活血、通泻之品，如《金匮》大黄牡丹皮汤，天津南开医院经验方阑尾化瘀汤（川楝子、延胡索、牡丹皮、桃仁、木香、银花、大黄），阑尾清化汤（银花、蒲公英、丹皮、大黄、川楝子、赤芍、桃仁、生甘草）。

第三章 治疗便秘的单味药

～·白术·～

性温，具有健脾益气、燥湿利水之功，适用于脾虚之便秘。取生白术适量，粉碎成极细末，每次服用白术散10g，每日3次。此法对虚性便秘疗效较好，一般用药3~5天，大便即可恢复正常，大便正常后即可停药，以后每星期服药2~3天，即可长期保持大便正常。

～·生大黄·～

性味苦、寒，具有泻下攻积、清热泻火之功，适用于实热积滞便秘。生大黄3~5g，白糖适量。沸水冲泡，代茶频饮。

～·连翘·～

性味苦、凉，具有清热解毒、散结消肿之功，适用于热盛之便秘。连翘15~30g，煎沸当茶饮，每日1剂。小儿可兑白糖或冰糖服用，不兑糖效果更好。持续服用1~2周，即可停服。此方特别适用于手术后便秘、妇女便秘、外伤后便秘、高血压便秘、习惯性便秘、老年无力便秘、脑血管病便秘及癌症便秘等。

～·车前子·～

性味甘、寒，具有利水、清热之功，适用于各种便秘。车前子30g，加水煎煮成150ml，每日3次，饭前服，1周为1个疗程。一般治疗1~4个疗程即可痊愈。服药期间停服其他药物。本方不仅可以治疗便秘，而且还有降血压作用，特别适用高血压而兼便秘患者。

～· 昆布 ·～

性味咸、寒，具有消痰软坚、利水退肿之功，适用于各种便秘。昆布60g，温水浸泡几分钟，加水煮熟后，取出昆布待适宜温度，拌入少许姜、葱末，加盐、醋、酱油适量，1次吃完，每日1次。

～· 生甘草 ·～

性味甘、平，具有补脾益气，清热解毒之功，适用于热性便秘。生甘草2g，用15~20ml开水冲泡服用。每日1剂。本法专治婴幼儿便秘，效果满意，一般用药7~15天即可防止复发。

～· 胖大海 ·～

性味甘、凉，具有清肺化痰，利咽开音，润肠通便之功，适用于热盛之便秘。胖大海5枚，放在茶杯或碗里，用沸水约150ml冲泡15分钟，待其发大后，少量分次频频饮服，并且将涨大的胖大海也慢慢吃下，胖大海的核仁勿吃，一般饮服1天大便即可通畅。

～· 蒲公英 ·～

性味苦甘、寒，具有清热解毒，利尿散结之功，适用于热盛之便秘。蒲公英干品或鲜品60~90g，加水煎至100~200ml，鲜品煮

20分钟，干品煮30分钟，每日1剂饮服，年龄小服药困难者，可分次服用，可加适量的白糖或蜂蜜以调味。

· 桑椹子 ·

性味甘、寒，具有补肝益肾、生津润燥、乌发明目之功效，适宜体虚之人肠燥便秘，也适宜慢性血虚便秘者服食。桑椹子50g，加水500ml，煎煮成250ml，加适量冰糖，以上为每日量，每日服1次，5天为1个疗程。可用新鲜黑桑椹挤汁，每次服15ml，每日2次。或用鲜桑椹2kg绞汁，白砂糖500g放入铝锅内，加水少许，小火煎熬，待糖溶化后加入桑椹汁，一同熬成桑椹膏。每日2次，每次15g，开水化服，连服1周。

· 番泻叶 ·

性味甘、苦、寒，具有泻热导滞之功效，适应于大肠积热所致便秘。每次3~6g，开水泡服。此法适宜短期应用，不易长时间使用，易导致依赖性。孕妇禁用，年老体虚者慎用。

· 蜂蜜 ·

性味甘、平，具有补中益气、润肠通便之功，适用于各种便秘。蜂蜜2~3羹匙，兑开水（温凉均可）200~300ml调成糊状口服，早晚各服1次，适用于老年、孕妇便秘及习惯性便秘。

· 当归 ·

性味甘、辛，温，能补血活血、调经止痛、润肠通便。用于气血不足、肠燥便秘。可用当归15g，生首乌15g，煎水服用，可养血润肠，尤其对血虚肠燥便秘者，最为适宜。

✤·生首乌·✤

有何首乌与白首乌之分，两者均适宜便秘者服食。性味苦甘涩、微温，具有补肝肾、养血之功，归肝、肾经，适用于血虚便秘。服法：生首乌30~60g，水煎服。生何首乌有通便作用。

✤·鸡血藤·✤

性味甘、苦、温，具有活血养血、舒筋之功，适应于血虚便秘。服法：鸡血藤60g，水煎服。

✤·芦荟·✤

性味苦、寒，具有清肝热、通便之功，适用于实热便秘。把洗净的芦荟切成8mm厚的薄片，放入锅中加入水，没过芦荟即可。用小火煮熟后滤出芦荟饮用。

✤·草决明·✤

性味苦、甘、凉，具有清肝、明目、利水、通便之功，适应于阴虚便秘。服法：草决明5~10g，炒研粉，开水冲服。或取决明子、大蒜瓣各200g，用50度白酒1000ml浸泡10天。每晚临睡饮25~30ml。对酒精过敏者禁用。

✤·枳实·✤

性味苦、辛、酸，温，具有破气除痞、理气导滞之功，适用于积滞内停、痞满胀痛、大便秘结。服法：6~10g，水煎服。老年人不宜过量应用。

ᕁ · 莱菔子 · ᕁ

性味辛、甘,平,具有消食除胀、降气化痰之功,适用于饮食停滞、脘腹胀痛、大便秘结、积滞泻痢。服法:30~60g,温开水送服,每日2~3次,用于治疗老年习惯性便秘。

ᕁ · 望江南 · ᕁ

性味甘苦、凉,具有清肝明目、健胃、通便、解毒之功,适用于肝火旺盛之便秘。服法:30g,单味1次煎汤口服,用于治疗习惯性便秘,次日即可排软便。该药具有平肝之效,对老年高血压患者便秘及某些解大便不能过分用力的病人尤为适宜。

ᕁ · 干艾叶 · ᕁ

干艾叶6g,洗净放入茶杯,用开水冲泡当茶饮用,如怕苦可适当放点糖,一天冲泡数次。

ᕁ · 鲜枸杞子 · ᕁ

性味甘、平,具有滋补肝肾、益精明目之功,适用于肝肾阴虚之便秘。先将鲜枸杞20~30g捣烂,用开水冲服,每日1次。服用1~3次即可通便,疗效颇佳,但切勿过量,否则易引起腹泻。

ᕁ · 杜仲 · ᕁ

性味甘、温,具有补肝肾、强筋骨、安胎之功,适用于肝肾不足之便秘,伴有腰膝酸痛、筋骨无力、头晕目眩、妊娠漏血、胎动不安等。是便秘者和肥胖者的上好饮品,可以解除便秘,减少脂肪,稳定血压。体重超重的便秘者饮用可以一举两得。杜仲茶5~15g，85度左右开水冲泡，以500ml水为宜，加盖闷泡5分钟。保健量：15~25g/天，治疗量：30g/天。

槐角

性味苦、寒，具有清热泻火、凉血止血之功，适用于肠热便秘。鲜生槐角500g，洗净后上笼蒸，蒸1次晒1次，一共蒸9次，晒9次。然后用适量蜂蜜放入锅内加热，待蜂蜜融化后将晒好的槐角倒入锅内，搅拌均匀待凉后装入容器。每日取3~5粒泡水喝，泡出的水呈金黄色。连续喝10天以后会见效，也可常年当茶喝，并对慢性咽炎也有好处。

鲜丹参

性味苦、微寒，具有活血祛瘀、通经止痛、清心除烦、凉血消痈之功，适用于各种便秘。每日用鲜丹参30g，水煎代茶饮，连服1周后，不仅胸闷消失，便秘亦随之而解。

玫瑰花

性味甘、微苦，具有理气解郁、活血散瘀、调经止痛之功，适用于气滞不舒之便秘。每日捏一点刺玫瑰花放入茶缸里，用开水冲泡成淡黄色频饮，有点苦味。颜色淡了重新泡。可消炎、驱火，治肠炎、便秘、高血压等疾病。

柏子仁

性味甘、平，能养心安神、润肠通便。用于阴血不足、虚烦失眠、心悸怔忡、肠燥便秘、阴虚盗汗。柏子仁含有丰富的脂肪油，能润肠通便，适宜肠燥便秘之人服食。古时《世医得效方》中有润滑肠道而通便秘的"五仁丸"，就是以柏子仁配合松子仁、桃仁、杏仁、郁李仁为丸。也可用柏子仁、火麻仁各10g，微炒研细，以绢包水煎20分钟，过滤，加白糖适量，1次顿服，每日1次，便通为度。

鱼腥草

性味辛、寒凉，具有清热解毒、消肿疗疮、利尿除湿、健胃消食之功，适用于肺热内盛之便秘。取鱼腥草5~10g，白开水浸泡10~12分钟后代茶饮，每日饮水量不限。10日一疗程，停药复发继服仍有效。

锁阳

性味甘、温，具有温肾、润肠、通便作用。适用于体虚而大便燥结者。锁阳三斤，清水五斗，煎浓汁二次，总和；以砂锅内熬膏，练蜜八两收成，入瓷瓶内收贮，每早、午、晚各食前服十余匙，热酒化服。凡阳虚便秘及血虚便秘者，食之最宜。

肉苁蓉

性味温、苦、咸，具有补肾阳、益精血、润肠通便功效。适用于血枯便秘和阳虚便秘之人服食。《医学广笔记》中介绍："治高年血液枯槁，大便燥结，大肉苁蓉三两，白酒浸，洗去鳞甲切片，白汤三碗，煎一碗，顿服。"

百合

性味寒平，具有清火、润肺、安神之功，适用于肺热肠燥便秘，症见便结如羊粪，手足心热，咽干口燥者。取百合50g加水煮至熟透，加蜂蜜适量服食。

第四章　治疗便秘常用中成药

～・麻仁润肠丸・～

【主要成分】火麻仁200g，苦杏仁100g，大黄200g，枳实（炒）200g，厚朴（姜制）100g，白芍（炒）200g。

以上六味，除火麻仁、苦杏仁外，大黄等4味药粉碎成细粉，再与火麻仁、苦杏仁掺研成细粉，过筛，混匀。每100g粉末加炼蜜30~40g，与适量的水，泛丸，干燥；或加炼蜜90~100g制成小蜜丸或大蜜丸，即得。

【功效】润肠通便。

【主治】适用于大肠积热引起的津液不足，肠道失润，脘腹胀满，大便秘结。

【用法】口服，1次1~2丸，日服2次。

【注意事项】孕妇忌服，气血亏虚者不宜久服。

～・通幽润燥丸・～

【主要成分】当归24两，枳壳80两，红花20两，厚朴（姜制）80两，郁李仁20两，黄芩（炒）80两，火麻仁20两，熟大黄80两，生地黄20两，熟地黄20两，槟榔（炒）20两，木香10两，桃仁20两，大黄40两，杏仁20两，甘草10两。以上16味，共重560两，炼蜜为丸，每丸重三钱。

【功效】清热润燥，通幽利便。

【主治】大肠热盛、风热秘结、年老久病阴虚便秘。

【用法】每服一丸，日服二次，温开水送下。

【禁忌】孕妇忌服，年老久病者不宜久服，忌食辛辣动火之物。

·通便灵·

【主要成分】芦荟、琥珀。

【功效】清热润肠，调肝益肾，宁心安神，交通水火。

【主治】适应于习惯性便秘，大便燥结或因大便数日不通而引起的腹胀腹痛。

【用法】口服，每次1~2粒，每日1~2次。

【注意事项】孕妇慎服，年老体弱者不宜久服。

·新清宁片·

【主要成分】熟大黄。

【功效】清热解毒，活血化瘀，缓下。

【主治】内结实热，咽痛，牙痛，目赤，便秘，下利不爽，感染性炎症，发热等症。

【用法】空腹口服，1次5片，每日3次，小儿酌减。用于便秘，临睡前服5片即可。

【注意事项】孕妇慎服。

·龙胆泻肝丸·

【主要成分】龙胆草120g，柴胡120g，黄芩60g，栀子（炒）60g，当归（酒炒）60g，生地黄120g，泽泻120g，关木通60g，车前子（盐炒）60g，甘草（蜜炙）60g。

【功效】清泄肝胆湿热。

【主治】适应于肝胆湿热所致的便秘，头晕目眩，耳鸣，耳聋，目赤口苦，两胁作痛，耳鼻生疮，阴蚀痒痛，小便短赤。

【用法】口服，1次6g，每日2~3次。

【注意事项】孕妇慎服。

ᏫᎧ · 牛黄解毒片 · ᎧᏫ

【主要成分】牛黄5g，雄黄50g，石膏300g，冰片25g，大黄200g，黄芩150g，桔梗100g，甘草50g。

【功效】清热解毒、止痛。

【主治】主要适应于大便秘结，口鼻生疮，目赤，牙痛，咽喉肿痛等症候。

【用法】口服，1次2片，每日2次；糖衣片：1次3片，每日2次。

【注意事项】孕妇忌服。

ᏫᎧ · 牛黄上清丸 · ᎧᏫ

【主要成分】大黄80g，黄芩50g，黄连16g，黄柏10g，菊花40g，白芷16g，人工牛黄2g，荆芥穗16g，川芎16g，栀子50g，连翘50g，赤芍16g，当归50g，地黄64g，桔梗16g，甘草10g，石膏80g，冰片10g，薄荷16g。

【功效】清热泻火，散风止痛。

【主治】适应于头痛，眩晕，目赤，耳鸣，咽喉肿痛，口舌生疮，牙龈肿痛，大便燥结等症。

【用法】口服，1次1丸，每日2次。

【注意事项】孕妇慎用。

❦ · 便通胶囊 · ❦

【主要成分】白术（炒）、肉苁蓉、当归、桑椹、枳实、芦荟。辅料为淀粉。

【功效】健脾益肾，润肠通便。

【主治】用于脾肾不足，肠腑气滞所致的虚秘。症见：大便秘结或排便乏力，神疲气短，头晕目眩，腰膝酸软，以及原发性习惯性便秘、肛周疾患所引起的便秘见以上症候者。

【用法】口服，1次3粒，每日2次。

【注意事项】孕妇禁服，实热便秘者禁服。

❦ · 芪蓉润肠口服液 · ❦

【主要成分】黄芪、肉苁蓉、白术、太子参等。

【功效】益气养阴，健脾滋肾，润肠通便。

【主治】用于气阴两虚，脾肾不足，大肠失于濡润而致的虚证便秘。

【用法】口服。1次20ml，每日3次。

【注意事项】实热病禁用，感冒发热时停用，孕妇慎用。

❦ · 四磨汤口服液 · ❦

【主要成分】木香、枳壳、槟榔、乌药。

【功效】顺气降逆，消积止痛。

【主治】用于婴幼儿乳食内滞证，症见腹胀、腹痛、啼哭不安、厌食纳差、腹泻或便秘；中老年气滞、食积证，症见脘腹胀满、腹痛、便秘；以及腹部手术后促进肠胃功能的恢复。

【用法】口服，成人1次20ml，每日3次，疗程1周；新生儿1次3~5ml，每日3次，疗程2天；幼儿1次10ml，每日3次，疗程3~5天。

【注意事项】孕妇、肠梗阻、肠道肿瘤、消化道术后禁用。

～◦ 五仁润肠丸 ◦～

【主要成分】地黄200g，桃仁50g，火麻仁50g，郁李仁15g，柏子仁25g，肉苁蓉（酒蒸）50g，陈皮200g，大黄（酒蒸）50g，当归50g，松子仁15g。

【功效】润肠通便。

【主治】用于老年体弱，津亏便秘，腹胀食少。

【用法】口服，一次1丸，一日2次。

～◦ 龟苓膏 ◦～

【主要成分】龟（去内脏）3g，生地黄20g，土茯苓40g，绵茵陈4g，金银花4g，甘草4g，火麻仁4g。

【功效】滋阴润燥，降火除烦，清利湿热，凉血解毒。

【主治】用于阴虚便秘。

【用法】口服，一次20~40g，一日1~2次。

【注意事项】胃寒和脾胃虚弱的人不宜服用，孕期和月经期女性也不易多吃。

～◦ 木香顺气丸 ◦～

【主要成分】木香、砂仁、醋香附、槟榔、甘草、陈皮、厚朴、枳壳（炒）、苍术（炒）、青皮（炒）、生姜等。

【功效】行气化湿，健脾和胃。

【主治】湿浊中阻、脾胃不和所致的胸膈痞闷、脘腹胀痛、呕吐恶心、嗳气纳呆、排便不畅。

【用法】口服，一次6~9g，一日2~3次。

【注意事项】孕妇慎用，阴液亏损者慎用。

⸙ · 一捻金 · ⸙

【组成】

牵牛子（炒）200g　　大黄100g　　槟榔100g　　人参100g

朱砂30g

【功效】消食导滞，泻热通便。

【主治】小儿停乳停食，腹满便秘，痰涎壅盛。

【用法】内服，1次0.6g，1日2次。周岁以内小儿酌减。

【注意事项】忌食辛辣、生冷、油腻、腥膻等食物。脾虚体弱者忌服。

【来源】《古今医鉴》

⸙ · 麻仁丸 · ⸙

【组成】

火麻仁200g　　苦杏仁100g　　大黄200g　　枳实（炒）200g

厚朴（姜制）100g　白芍（炒）200g

【功效】润肠通便。

【主治】肠燥便秘。

【用法】内服，1次1丸，1日1~2次。

【注意事项】忌食辛辣及膏粱厚味。

【来源】《伤寒论》

⸙ · 十五制清宁丸 · ⸙

【组成】

大黄（切片）5000g　黄酒2000ml　牛乳625ml　藕汁625ml

绿豆150g	大麦150g	黑豆150g	槐叶150g
桑叶150g	枇杷叶150g	车前草150g	厚朴50g
陈皮50g	半夏（制）50g	白术50g	香附50g
黄芩50g			

【功效】泻热润燥，清理肠胃。

【主治】饮食停滞，腹胁胀满，头晕口干，大便秘结。

【用法】内服，1次服6~9g，1日1~2次。

【注意事项】忌食辛辣及膏粱厚味。

【来源】《山西省药品标准》（1983年版）

·上清丸·

【组成】

大黄（酒炒）120g	黄芩（酒炒）100g	菊花60g	白芷60g
连翘60g	黄柏（酒炒）40g	防风20g	桔梗20g
栀子20g	薄荷10g	川芎10g	荆芥10g

【功效】清散风热，解毒通便。

【主治】头晕耳鸣，目赤，口舌生疮，牙龈肿痛，大便秘结，鼻窦炎。

【用法】内服，1次1丸，1日1~2次。

【注意事项】感受风寒者忌服。

【来源】《广西药品标准》（1984年版）

·小儿化食丸（丹）·

【组成】

牵牛子（炒）200g	神曲（炒焦）100g	山楂（炒焦）100g
麦芽（炒）100g	槟榔（炒焦）100g	大黄100g
莪术（醋制）50g	三棱（醋制）50g	

【功效】消食导滞，通便。

【主治】伤食伤乳，腹胀便秘，小儿疳积。

【用法】内服，周岁小儿1次1丸，周岁以上小儿1次2丸，1日2次。

【注意事项】忌食生冷、黏腻、辛辣、油腻食物。

【来源】《黑龙江省药物标准》（1986年版）

·小儿至宝散·

【组成】

神曲30g	麦芽（炒）30g	山楂30g	桔梗30g
前胡30g	砂仁25g	枳壳（麸炒）25g	厚朴25g
陈皮15g	豆蔻15g	甘草10g	朱砂2.4g

【功效】解热健脾，止呕止泻。

【主治】小儿发热，胀痛便秘，呕吐胀满，赤白痢疾。

【用法】内服，1次1包，1日2次，温开水送服。2岁以内酌减。

【注意事项】忌生冷、油腻之物。

【来源】《全国医药产品大全》

·五仁润肠丸·

【组成】

生地黄600g	陈皮600g	肉苁蓉（醋制）150g	熟大黄150g
当归150g	桃仁150g	火麻仁150g	柏子仁75g
郁李仁45g	松子仁45g		

【功效】润肠通便，消食导滞。

【主治】血虚便秘，脘腹胀满，食积不化。

【用法】内服1次1丸，1日2次。

【注意事项】孕妇慎服或遵医嘱。

【来源】《天津中成药规范》

·龙荟丸·

【组成】

龙胆100g　　　当归100g　　　栀子100g　　　黄芩100g

芦荟50g　　　　大黄50g　　　　青黛（飞）50g

木香25g

【功效】泻火通便。

【主治】肝胆火旺，大便秘结，小便赤涩。

【用法】内服，1次3~6g，1日1~2次，饭前服用。

【注意事项】脾胃虚寒者忌服。

【来源】《上海市药品标准》（1974年版）

·当归龙荟丸·

【组成】

当归（酒炒）100g　龙胆（酒炒）100g　栀子100g　黄连（酒炒）100g

黄芩（酒炒）100g　黄柏（盐炒）100g　芦荟50g　　大黄（酒炒）50g

青黛50g　　　　木香25g　　　　麝香5g

【功效】泻火通便。

【主治】肝胆火旺，心烦不宁，头昏目眩，耳鸣耳聋，大便秘结。

【用法】内服，1次6g，1日2次。

【注意事项】孕妇忌服。

【来源】《丹溪心法》

❀·更衣丸·❀

【组成】

芦荟140g　　　　朱砂（飞）100g

【功效】润肠通便。

【主治】病后津液不足，肝火内炽便秘腹胀。

【用法】内服，1次15~30粒，1日1~2次，温开水送下。

【注意事项】孕妇忌用。

【来源】《先醒斋医学广笔记》

❀·陆氏润字丸·❀

【组成】

大黄400g　　　六神曲200g　　　陈皮50g　　　　前胡50g

天花粉50g　　　半夏50g　　　　槟榔50g　　　　山楂50g

白术50g　　　　枳实50g

【功效】开胸涤痰，润肠去积。

【主治】湿热食积，胸满痰滞，腹痛便秘。

【用法】内服，1次9g，1日2次。

【注意事项】忌食辛辣食物。

【来源】《浙江省药品标准》（1987年版）

❀·泻积丸·❀

【组成】

三棱120g　　　麦芽（炒）120g　　　红曲120g　　　青皮（醋炒）60g

广木香60g　　　六曲（炒）60g　　　枳实（麸炒）60g 槟榔60g

巴豆霜30g

【功效】消积化滞，理气止痛。

【主治】肚腹痞块，食积气滞，大便秘结。

【用法】内服，1次1袋，每日1次，温开水送下。

【注意事项】孕妇忌服。大便溏稀者忌服。

【来源】《全国医药产品大全》

❧ · 细皂通便栓 · ❧

【组成】

细辛125g　　　　皂角125g　　　　蜂蜜1250g

【功效】刺激直肠，引起肠蠕动。

【主治】蛔虫性肠梗阻，各种便秘。

【用法】外用，1次1~2条，塞入肛门内。

【注意事项】肠套迭，肠扭转忌用。

【来源】《全国医药产品大全》（1988年版）

❧ · 枳实导滞丸 · ❧

【组成】

大黄200g　　　　枳实100g　　　　六曲（炒）100g

白术（炒）100g　　黄连（姜汁炒）60g　　黄芩60g

茯苓60g　　　　　泽泻40g

【功效】消导积滞，清利湿热。

【主治】脘腹胀痛，不思饮食，大便秘结，痢疾，里急后重。

【用法】内服，1次6~9g，1日2次。

【来源】《内外伤辨惑论》

❧ · 铁娃散 · ❧

【组成】

朱砂600g　　　　当归300g　　　　枳实150g　　　　六曲（炒）150g

山楂（炒）150g　全蝎150g　　麦芽（炒）150g　牛黄60g
巴豆霜7.5g

【功效】清热息风，化滞通便。

【主治】停食停乳，胸满腹胀，咳嗽身热，呕吐痰涎，四肢抽搐，大便秘结。

【用法】内服，1次1袋。周岁以内小儿酌减。

【注意事项】按定量服用，中病即止，不宜多服。

【来源】《内蒙古药品标准》（1982年版）

❧· 调中四消丸 ·❧

【组成】

牵牛子80g　　大黄30g　　　香附20g　　　五灵脂20g
猪牙皂10g　　槟榔10g

【功效】消食顺气，通便。

【主治】食积不化，脘腹胀痛，泛呕吞酸，大便秘结。

【用法】内服，1次10g，1日2~3次。

【注意事项】孕妇忌服。忌食生冷黏腻等不易消化的食物。年老体弱者勿服。

【来源】《黑龙江省药品标准》（1986年版）

❧· 桑椹子膏 ·❧

【组成】

桑椹子1000g　　砂糖400g

【功效】养血润燥。

【主治】血虚生风，血痹风痹，肝肾两亏，腰膝酸软，老年肠枯，大便秘结。

【用法】内服，1次9~15g（约1汤匙），1日1~2次，用开水冲服。

【注意事项】感冒时暂停服用。

【来源】《上海市药品标准》（1980年版）

❧·麻仁滋脾丸·☙

【组成】

大黄（酒炒）400g　　　当归200g　　　　黑芝麻200g

火麻仁200g　　　　肉苁蓉（制）200g　　陈皮200g

枳实（炒）100g　　　白芍（酒炒）100g　　厚朴100g

郁李仁（炒）100g

【功效】润燥通便。

【主治】肠液枯燥，大便秘结，习惯性便秘。

【用法】内服，1次1丸，1日2次。

【注意事项】孕妇忌服。忌食辛辣香燥食物。

【来源】《北京市药品标准》（1983年版）

❧·清宁丸·☙

【组成】

大黄576g　　　车前草24g　　　绿豆24g　　　法半夏24g

白术（麸炒）24g　香附（醋炙）24g　桑叶24g　　　厚朴（姜炙）24g

麦芽（炒）24g　　陈皮24g　　　　侧柏叶24g　　黑豆24g

桃枝4.8g　　　　牛乳48g

【功效】泻热，润燥，通便。

【主治】胃肠积热引起的大便燥结，腹部胀满，咽喉肿痛，口舌生疮，头痛牙痛，老年便秘。

【用法】内服，1次1丸，1日2次。

【注意事项】孕妇忌服。忌食辛辣油腻食物。

【来源】《北京市药品标准》（1983年版）

❧·清润丸·❧

【组成】

大黄 (制) 400g　黄芩80g　　　　青果80g　　　　甘草40g

硼砂20g　　　儿茶20g　　　　桂皮12g　　　　冰片12g

薄荷脑12g　　丁香4g

【功效】清热，润肠，通便，导滞。

【主治】积热便秘。

【用法】内服，1次1.5~3g，1日1~2次。

【注意事项】忌食辛辣食物。

【来源】《四川省药品标准》（1983年版）

❧·搜风顺气丸·❧

【组成】

大黄 (酒制) 200g　　　　山药120g　　　　火麻仁120g

车前子 (盐水炒) 120g　　牛膝120g　　　　郁李仁120g

独活40g　　　　　　　菟丝子40g　　　　槟榔40g

防风40g　　　　　　　枳壳 (麸炒) 40g

【功效】搜风顺气，润肠通便。

【主治】肠风痔漏，风热便秘，胸膈痞闷，腰膝酸痛。

【用法】内服，1次1丸，1日2次。

【注意事项】忌食黏腻、辛辣食物。

【来源】《校注妇人良方》

第五章 治疗便秘的效验秘方

～·便秘丸·～

【组成】

牵牛子100g　　川芎50~150g　　沉香10~20g　　白芍150g
甘草50g

【用法】上药粉碎，制成水丸，每次服6~9g，蜂蜜拌服，每日1~2次。

【功效】调畅气机，通利大便。

【主治】排便时间延长，或便质干结，甚则如羊屎或团块，排便费力，或大便并非干结而排出困难者。

【来源】中医研究，2009，22（1）。

～·便秘复汤·～

【组成】

生黄芪20g　　生白术30g　　当归10g　　枳实20g
虎杖20g　　大腹皮10g　　鸡内金10g

【用法】水煎服，每次200ml，每日2次。

【功效】益气养血，润肠通便。

【主治】功能性便秘。

【来源】实用中医内科杂志，2008，22（9）。

❧·补气宣上通下汤·❧

【组成】

郁李仁12g	紫菀10g	厚朴10g	枳实10g
炙黄芪15g	白术60g	炒莱菔子10g	

【用法】水煎服,每天2次,每日1剂。

【功效】益气健脾,理气宣肺,润肠通便。

【主治】肺脾气虚便秘。临床表现:排便费力,排便为块状或硬便,有排便不尽感,有肛门梗阻感,每周排便少于3次。

【来源】新中医,2004,36(3)。

❧·补中益气汤化裁方·❧

【组成】

黄芪30~50g	党参20g	柴胡12g	升麻6g
当归15g	白术20~50g	陈皮5g	甘草6g
枳壳15~20g	炒莱菔子15~20g		
生首乌20g			

【用法】水煎服,每天2次,每日1剂。

【功效】补气健脾,润肠通便。

【主治】大便干燥、质硬或如羊屎,排便间隔时间延长,或排便困难,或伴腹痛、腹胀、嗳气食少,或不思饮食,口气秽浊。

【来源】光明中医,2010,25(6)。

❧·补气宣肺汤·❧

【组成】

麻黄8g	杏仁10g	生石膏15g	麦冬10g
黄芪12g	党参10g	白术20g	生地黄10g

当归10g　　　火麻仁10g

【用法】生石膏捣碎以冷水2500ml先煎10分钟，再加入其他药物煮沸20分钟，倒出头煎再煎1次，两次煎出液合并约500ml，早晚各服250ml，每日1剂。顽固性便秘，每日1.5剂水煎，早晨和中午服1剂，每次250ml，晚再煎1次，临睡前服250ml，每日服3次，服药6天为一疗程。

【功效】补气生血，宣肺通便。

【主治】肺气不宣，大肠失于传导便秘。临床表现：大便燥结，排出困难，需靠服泻药排便，伴有四肢酸懒，疲乏无力，自汗出，舌质红，苔薄黄，脉细数。

【来源】山东中医杂志，1995，14（12）。

·八味汤·

【组成】

太子参15g　　　麦冬10g　　　生地10g　　　熟大黄10g

厚朴10g　　　枳实10g　　　火麻仁10g　　　杏仁6g

【用法】水煎服，每天2次，每日1剂。

【功效】养阴清热，养阴增液。

【主治】阴虚便秘。临床表现：每周排便次数少于2次，大便干燥或呈羊屎状，且排便困难。舌红，苔少，脉数无力。

【来源】湖北中医杂志，2003，25（2）。

·白术桃花汤·

【组成】

白术30g　　　桃花12g　　　生地黄30g　　　枳实10g

【用法】水煎服，每天2次，每日1剂。

【功效】健脾补气除湿，增液行滞，通调大便。

【主治】脾弱胃盛，阴液涸竭，大肠传导阻滞之便秘。临床表现：排便频度≤2次/周，排便时间>15分钟/次，病程>3个月，或长期颗粒便、硬便，或便软但排便频度>3天，排便时间>30分钟/次，并排便费力。面色少华，唇干，舌淡苔白，脉细无力。

【来源】北京中医药大学学报（中医临床版），2003，10（2）。

·补脾益气养血通便汤·

【组成】

黄芪15g	太子参15g	白术15g	茯苓15g
淮山药15g	阿胶10g	当归10g	桃仁10g
神曲15g	败酱草20g	蒲公英30g	火麻仁10g
枳壳10g	甘草5g		

【用法】水煎服，每天2次，每日1剂。

【功效】补脾益气，养血通便。

【主治】气血两虚型便秘。

【来源】湖南中医杂志，2013，29（1）。

·补脾益肾汤·

【组成】

生白术30g	生黄芪20g	当归12g	柴胡10g
升麻6g	枳壳10g	火麻仁15g	生地15g
肉苁蓉15g	制附子6g	炒莱菔子10g	甘草6g

【用法】水煎服，每天2次，每日1剂。

【功效】补脾益肾。

【主治】肠燥津枯，脾肾亏损型便秘。临床表现：排便时间延长，每次排便之间隔在72小时以上：便质干结，甚则呈细羊屎或团块状，排便费力，或大便并非干结而排出困难。形体消瘦，自觉食欲减退，食后腹胀，嗳气，口干舌燥，舌淡红，苔黄厚，脉滑细数。

【来源】中国临床医生，2003，31（7）。

⌒·补肾健脾活血方·⌒

【组成】

肉苁蓉10g	锁阳10g	何首乌15g	桑椹20g
黄芪30g	党参20g	白术20g	当归15g
桃仁10g	红花10g	甘草6g	

【用法】水煎服，每天2次，每日1剂。

【功效】补肾健脾活血。

【主治】老年低张力性便秘。临床表现：排便时间延长，每次排便时间间隔48小时以上，便质软，但便时艰难，多伴有腹部坠胀不适，食欲下降，头晕目眩，腰膝酸软。

【来源】中医药导报，2005，11（6）。

⌒·柏氏健脾润肠汤·⌒

【组成】

炙黄芪30g	党参30g	白芍30g	白术15g
肉苁蓉15g	何首乌30g	火麻仁30g	黑芝麻12g
枳壳10g	大腹皮10g	全瓜蒌30g	焦山楂10g
六神曲10g			

【用法】水煎服，每天2次，每日1剂。

【功效】温补脾肾，润肠通便。

【主治】脾肾气虚，肠失濡润型便秘。临床表现：粪便干燥坚硬，排便时间延长，排便间隔大于3天，病程1个月以上，神疲乏力，面色萎黄，舌淡红、苔薄白，脉细。

【来源】上海中医药杂志，2013，47（4）。

❧·补肾健脾汤·❧

【组成】

肉苁蓉30g	胡桃肉30g	当归20g	黄芪30g
白术20g	茯苓20g	党参20g	柴胡20g
枳实20g	白芍20g	川楝子15g	大黄15g
甘草10g			

【用法】水煎服，每天2次，每日1剂。

【功效】补肾健脾，润肠通便。

【主治】慢传输型便秘（脾肾两虚）。临床表现：大便干燥难解，腹部胀满，纳呆，心烦易怒，面色少华，精神萎靡，舌质淡，苔薄白，脉沉细。

【来源】黑龙江中医药，2002，（3）。

❧·白术水煎液·❧

【组成】

生白术60g

【用法】水煎服，每天2次，每日1剂。

【功效】补脾益气，润肠通便。

【主治】结肠慢传输型便秘（气阴两虚）。便干难解，久而依赖泻剂，便意缺乏，以便意淡漠及腹胀为主要症状。

【来源】新中医，2005，37（9）。

·补阳还五汤·

【组成】

当归30g	地龙30g	瓜蒌30g	赤芍20g
黄精15g	玄参15g	黄芪12g	桃仁12g
红花12g	厚朴12g	川芎10g	大黄6g

【用法】水煎服，每天2次，每日1剂。

【功效】益气养血，化瘀通络。

【主治】糖尿病便秘（阴虚血瘀）。临床表现：便秘，有便意，需自行掏出部分粪块或灌肠，燥结如羊粪。口干多饮，腹胀、烦躁，夜寐差，进食尚可，舌暗淡、苔薄乏津，脉沉细。

【来源】新中医，2002，34（10）。

·白术生地汤加味·

【组成】

白术40g	生地30g	枳壳6g

【用法】水煎服，每天2次，每日1剂。

【功效】滋阴益气，润燥通便。

【主治】美施康定所致便秘。临床表现：大便排出涩滞，粪便质硬成块，色多褐黑，味臭量少，3~5日一行，常伴有口臭、口舌生疮、口干、食少腹胀、舌红少津、脉象细数。

【来源】国际中医中药杂志，2006，28（2）。

·苁蓉通便汤·

【组成】

肉苁蓉15g	生首乌10g	枳实10g	山药30g
当归15g	生地10g	甘草6g	

【用法】水煎服，每天2次，每日1剂。

【功效】补肾健脾，理气导滞。

【主治】老年性便秘（脾肾虚弱，气机郁滞）。临床表现：大便量太少、太硬、排出太困难，或合并一些特殊症状，如：长时间用力排便、直肠胀感、排便不尽感，甚至需用手法帮助排便。食欲不振，腰膝酸软，舌淡苔薄白，脉细弱。

【来源】中国康复理论与实践，2004，10（9）。

❧ · 肠痹方 · ❧

【组成】

生白术40g	全瓜蒌18g	郁金9g	枳实6g
厚朴6g	桔梗6g	芦荟3g	决明子30g
山栀18g	紫菀12g	杏仁9g	

【用法】头煎加清水浸泡20分钟，武火煮沸后，改小火再煮沸30分钟，取液约200ml；二煎，加水武火煮沸后，改小火再煮沸30分钟，取液约200ml；两煎药汁混合后，分成2份，温服，每天2次，每日1剂。

【功效】宣肺理气，润肠通便。

【主治】慢传输型便秘。

【来源】上海中医药杂志，2009，43（4）。

❧ · 车前五仁汤 · ❧

【组成】

黄芪15g	当归10g	车前子10g	火麻仁15g
郁李仁15g	柏子仁15g	桃仁10g	杏仁10g

【用法】水煎服，每天2次，每日1剂。

【功效】益气健脾，消癥导滞，润肠通便。

【主治】肛肠疾病术后便秘（气血不足兼瘀滞）。临床表现：大便干结，排便困难，艰涩不畅，便意未尽，腹胀腹痛，气短懒言，自汗，面色无华，食少纳呆，倦怠乏力。舌质红或淡红，苔薄黄或少苔，脉滑数或细数。

【来源】辽宁中医药大学学报，2014，16（2）。

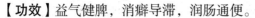 **大黄番泻汤**

【组成】

大黄 2g　　　　　番泻叶 4g

【用法】加沸水 200ml 浸泡 20 分钟后去渣口服，隔日 1 次，每日 1 剂。

【功效】泻热行滞通便。

【主治】老年便秘（热结积滞）。临床表现：便秘，临厕则努挣乏力，排便不通，质地坚硬，腹胀，口干口渴，失眠，舌红，苔黄厚，脉数。

【来源】青岛医药卫生，2001，33（1）。

当归五仁汤

【组成】

生当归 15g　　　生首乌 15g　　　麻子仁 9g　　　柏子仁 9g

杏仁 9g　　　　郁李仁 12g　　　决明子 12g

【用法】水煎服，每天 2 次，每日 1 剂。

【功效】养血滋阴，润肠通便。

【主治】老年性便秘（气虚血少，津液亏虚，肠道失润）。临床表现：排便时间延长，最短 3 天 1 次，最长 5 天 1 次；粪便干燥坚硬，重者大便艰难，干燥如栗，或伴少腹胀满，胃纳减少，神倦乏力，舌红苔少，脉弦细。

【来源】浙江中医杂志，2002（9）。

❦ 当归六黄汤加减 ❦

【组成】

生黄芪30g	当归20g	生熟地（各）15g	黄芩10g
黄柏10g	柴胡15g	生白芍20g	木香10g
槟榔10g	麦冬20g	郁李仁30g	炒麻黄6g
杏仁10g			

【用法】水煎服，每天2次，每日1剂。

【功效】益气养阴清热，疏利气机。

【主治】老年性顽固性便秘（气阴两虚、气郁化热）。临床表现：排便困难，甚则脱肛，腹部胀满不适。平素口苦，晨起重。怕热，易汗出。夜间口干明显。纳眠正常，小便调。舌暗苔薄略黑，脉弦，右脉涩偏硬，左脉沉细。

【来源】中医药通报，2014，13（3）。

❦ 大承气汤 ❦

【组成】

大黄20g	厚朴20g	芒硝10g	枳实20g

【用法】将药混合，共研细末，加适量黄酒搅拌均匀，调成膏状，装瓶密封备用。令患儿仰卧，将神阙穴常规消毒，敷以药膏10~15g，外加敷料固定，每日换药1次。

【功效】消食导滞。

【主治】小儿便秘（饮食积滞）。临床表现：排便时间延长，3

天以上1次，粪便干燥坚硬，重者大便艰难，干燥如栗，可伴少腹胀急，神疲乏力，胃纳减退。舌淡，苔厚，脉紧弦。

【来源】中国乡村医药杂志，2001，8（7）。

～ 当归补血汤加味 ～

【组成】

| 当归10g | 白芍10g | 熟地10g | 黄芪30g |
| 麻子仁30g | 川芎8g | 枳壳8g | |

【用法】水煎服，每天2次，每日1剂。

【功效】补气养血，润肠通便。

【主治】产后便秘。产前大便正常，产后3~4天发病，排便时间延长达3天以上一次，粪便坚硬干燥甚则呈羊粪状，可伴少腹急胀、神倦、乏力、纳差等。

【来源】现代中医药，2009，29（3）。

～ 大成汤 ～

【组成】

大黄12g	芒硝6g	枳壳12g	厚朴8g
苏木8g	木通6g	红花12g	甘草6g
当归8g	陈皮8g		

【用法】水煎服，每天2次，每日1剂。

【功效】清泻实热燥屎，逐瘀散结。

【主治】外伤性腹胀便秘（瘀血内留，燥热结屎）。临床表现：各类骨折同时并发腹胀腹痛，腹中坚实，按之痛甚，二便不通，无脊髓压迫症状，查体无明显阳性体征，舌质红，苔黄腻，脉弦洪数。

【来源】时珍国医国药，2004，15（12）。

～·大黄甘草汤·～

【组成】

生大黄60g　　　　　炙甘草15g

【用法】 水煎服，每天2次，每日1剂。

【功效】 清热通便，泻火解毒。

【主治】 抗精神病药物引起的便秘（内热炽盛）。临床表现：患者分别服用氯丙嗪、奋乃静、氯氮平、泰尔登、氟奋乃静、五氟利多药时发生大便不通，解便时患者苦不堪言，或伴喧扰不宁，躁狂打骂，动而多怒，舌偏红、苔黄，脉数。

【来源】 陕西中医，2001，22（7）。

～·二白汤·～

【组成】

白术50g	何首乌30g	肉苁蓉30g	当归30g
白芍30g	黄芪30g	枳实15g	紫菀10g
瓜蒌10g	甘草10g		

【用法】 水煎服，每天2次，每日1剂。

【功效】 健脾温肾，益气养阴。

【主治】 老年功能性便秘（气阴两虚）。临床表现：面白神疲，大便干结如羊屎状，虽有便意而临厕努挣乏力，挣则汗出气短，便后疲乏；形体消瘦，头晕耳鸣，腰膝酸软，舌淡苔白，脉细。

【来源】 山东中医杂志，2004，23（11）。

～·二味茶·～

【组成】

决明子10g　　　枸杞子10g　　　红枣10g

【用法】煎汁代茶饮。

【功效】滋阴补肾，清热润肠。

【主治】婴儿便秘（阴虚便秘，燥热内结）。临床表现：大便燥结难解，2~4天行1次，面色萎黄，伴有口臭，舌苔黄腻，脉细濡，指纹沉。

【来源】浙江中医杂志，1996（6）：284。

～· 复方芸归汤 ·～

【组成】

肉苁蓉25~50g　当归20~30g　　　枳壳15g　　　　黑芝麻25g
莱菔子15g

【用法】水煎服，每天2次，每日1剂。

【功效】补血润肠，行气通便。

【主治】慢性功能性便秘（血虚肠燥）。临床表现：大便秘结，面色无华，腹胀满，头晕目眩，妇人月经不调、量少或经闭不行，舌淡，脉细弦或细涩。

【来源】中医药信息，2011，28（1）。

～· 番泻叶甘草汤 ·～

【组成】

番泻叶100g　　生甘草30g

【用法】水煎服，每天2次，每日1剂。

【功效】泻火通腑。

【主治】抗精神病药引起便秘（内热炽盛）。患者服用氯氮平、氯丙嗪、奋乃静、五氟利多、维思通、阿米替林等精神病药物时发生便秘，便秘时患者烦躁不安，苦不堪言，发脾气、冲动等精神症状与日俱增，舌苔黄腻，舌尖红绛。脉弦滑。

【来源】浙江中医杂志，2002，（10）。

·瓜蒌通便汤·

【组成】

瓜蒌壳12g	瓜蒌仁12g	薤白12g	法半夏12g
山楂12g	莱菔子12g	郁李仁12g	当归10g
桃仁10g	陈皮10g		

【用法】水煎服，每天3次，每日1剂。

【功效】疏解气血郁滞，调理上、中、下三焦。

【主治】老年性便秘（久病多郁，气血运行呆滞，导致上焦痹阻，中焦壅遏，气机不能畅达于下）。临床表现：排便不畅，粪便坚硬，便量较少，便后有不畅感，消瘦，乏力，食欲减退，舌淡苔白，脉弱。

【来源】河北中医，2000，22（7）。

·归芪汤·

【组成】

黄芪15g	大黄6g	当归20g	肉苁蓉10g
枳壳12g	玄参12g	生地黄12g	麦冬12g
杏仁6g	草决明12g		

【用法】水煎服，每天2次，每日1剂。

【功效】益气养阴，活血通便。

【主治】2型糖尿病功能性便秘。临床表现：大便干结、排便费力、难以解出、便次减少、粪便滞留时间过长，一般2~3天或5~7天，有的个别患者甚至停留2周以上，有的需经过洗肠才能通便。

【来源】中医药通报，2006，5（2）。

❧ · 活血润燥汤 · ❧

【组成】

| 当归12g | 桃仁12g | 火麻仁12g | 肉苁蓉20g |
| 何首乌20g | 防风10g | 熟大黄15g | |

【用法】水煎服，每天2次，每日1剂。

【功效】养血活血，润肠通便。

【主治】功能性便秘（血虚肠燥）。临床表现：排便困难，便不尽感，粪便坚硬。

【来源】新中医，2014，46（12）。

❧ · 黄龙汤 · ❧

【组成】

| 大黄6g | 厚朴10g | 枳实12g | 芒硝8g |
| 人参15g | 当归20g | 桔梗10g | 甘草8g |

【用法】水煎服，每天2次，每日1剂。

【功效】益气养血通便。

【主治】老年便秘（腑气不和，传导失司，糟粕内留）。临床表现：有外伤史，卧床不能活动，伤后见腹胀，腹痛，大便不通，饮食不佳，可见少气乏力，面色少华。舌淡苔白，脉弱。

【来源】河北中医，2003，25（5）。

❧ · 黄芪汤 · ❧

【组成】

| 黄芪30g | 陈皮10g | 火麻仁30g | 白术30g |

麦冬10g　　　　玄参10g　　　　当归10g　　　　杏仁10g

人参6g

【用法】水煎服，每天2次，每日1剂。

【功效】补气养血，滋阴润燥，理气行气。

【主治】老年习惯性便秘（肺脾气虚）。临床表现：大便经常秘结不通，3~5天大便1次，有时虽有便意，而临厕却不能排便，几经努挣虽有大便排出，但量少质不硬，全身乏力，汗出气短或大便结成羊粪状而排出困难。舌淡苔白，脉弱。

【来源】中医研究，2003，16（4）。

❧ · 加味乌芍枳术汤 · ❧

【组成】

生白术30g　　　枳实15g　　　　首乌20g　　　　白芍30g

决明子20g　　　北杏仁10g　　　郁李仁20g　　　太子参15g

甘草5g

【用法】水煎服，每天2次，每日1剂。

【功效】益气养阴，理气润肠。

【主治】习惯性便秘（气阴两虚）。临床表现：面白神疲，虽有便意而临厕努挣乏力，挣则汗出气短，便后疲乏；或大便干燥，面色无华，心悸眩晕。舌淡、苔薄，脉沉细。

【来源】国医论坛，2003，18（4）。

❧ · 健脾通便汤 · ❧

【组成】

党参30g　　　　白术15g　　　　茯苓15g　　　　白芍15g

柴胡15g　　　　枳壳15g　　　　黄连6g　　　　　吴茱萸3g

砂仁6g　　　　虎杖15g　　　　何首乌9g　　　　生大黄3g

甘草6g

【用法】水煎服，每天2次，每日1剂。

【功效】健脾益气，疏肝和胃，祛瘀除湿，泻火通便。

【主治】功能性便秘（肝脾不和，肠蕴瘀热）。临床表现：欲便不得出，或便而不爽，大便干结或不干，腹中胀满或痛，嗳气，烦躁易怒，纳食减少，苔薄腻，脉弦细。

【来源】中医临床研究，2013，5（24）。

❧·加味枳术汤·❧

【组成】

白术50~150g　　枳实12~18g　　熟地15~30g　　肉苁蓉15~25g

【用法】水煎服，每天2次，每日1剂。

【功效】健脾行气。

【主治】老年习惯性便秘（中气不足）。临床表现：3~4天甚至更长时间不解大便，粪蓄肠间而无便意，或虽有便意而临厕艰涩难出，努挣则汗出气短，便后神疲乏力，头晕心悸，面色白，纳呆，脉象沉弱。

【来源】四川中医，2003，21（6）。

❧·加味硝菔通结汤·❧

【组成】

莱菔子300g　　芒硝7g　　　　白术100g　　　　芦荟20g

【用法】水煎服，每天2次，每日1剂。

【功效】润燥补虚通便。

【主治】老年性便秘（大便燥结不通，身体羸弱）。临床表现：

排便不畅，粪便坚硬，便量较少，便后有不畅感，消瘦，乏力，食欲减退，舌淡苔白，脉弱。

【来源】吉林中医药，2001，（5）。

❧ 加味三子养亲汤 ❧

【组成】

苏子9g　　　　白芥子10g　　　　莱菔子10g　　　黄芩10g

浙贝母10g　　　沙参20g　　　　麦冬10g　　　　全瓜蒌10g

茯苓10g　　　　炙甘草3g

【用法】水煎服，每天2次，每日1剂。

【功效】降气清热，化痰通便。

【主治】老年便秘（肺实）。临床表现：排便间隔时间延长，排便时间延长，大便排出困难，大便干结，或伴痰涎壅盛、色黄，胸闷或喘，面色偏红，舌红苔黄腻或黄厚或舌红无苔，脉滑或滑数或细数有力。

【来源】江苏中医药，2009，41（10）。

❧ 加味白术汤 ❧

【组成】

生白术60~120g　　　地黄20g　　　升麻5g　　　莱菔子20g

白芍10g

【用法】水煎服，每天2次，每日1剂。

【功效】益气养阴，润肠通便。

【主治】老年性便秘（脾虚不运）。临床表现：排便费力，临厕努挣，大便干或黏滞，脘腹胀满而喜揉按，不思饮食，食少腹胀，食后胃脘痞满，嗳气或有酸腐之味，大便常夹不消化食物，四肢乏力，倦怠嗜卧；形体或肌肉消瘦，体无膏泽，皮肤干燥，毛发枯槁，口唇干、红，甚则燥裂，舌质淡红或红，舌体瘦小，舌苔黄或白厚，津少，脉虚沉细数。

【来源】北京中医药，2015，34（6）。

❧·决明散·❧

【组成】

炒决明9g	槐花9g	肉苁蓉6g	甘草3g
青皮5g	陈皮5g	佛手6g	生鸡内金9g
生谷芽9g	生麦芽9g		

【用法】水煎服，每天2~4次，每日1剂。

【功效】疏肝理气，健脾消食，导滞通腑。

【主治】小儿便秘（脾虚肝旺）。临床表现：大便次数减少、间隔时间较久，一般可达3~5天一行，甚至更久，在未使用通便剂的情况下，每周排便次数不超过3次并持续2周以上，粪便干燥坚硬，排便困难，排便时易哭闹不安，便秘日久，可引起食欲减退、腹胀甚至腹痛、头晕、睡眠不安、口臭、烦躁、怕热，严重者可导致脱肛或肛裂。

【来源】亚太传统医药，2014，10（18）。

❧·加味四物汤·❧

【组成】

熟地24g	当归24g	川芎10g	炙甘草10g
火麻仁30g	白芍15g	柏子仁15g	生首乌15g

【用法】水煎服，每天2次，每日1剂。

配合脉冲疗法：rs-2型妇产科低频电子脉冲治疗仪产后康复

治疗。

【功效】养血益气，润肠通便。

【主治】产后顽固性便秘。临床表现：2~3天大便1次，干燥、解时艰涩难下，肛周疼痛，便后常伴出血，汗多，神疲懒言，舌淡、苔薄白，脉虚。

【来源】陕西中医，2007，28（7）。

∾·加味承气汤·∾

【组成】

大黄15g	芒硝3~6g	枳实10g	厚朴10g
当归25g	红花10g	甘草5g	

【用法】水煎服，每天2次，每日1剂。

【功效】行气养血通便。

【主治】胸腰椎骨折早期腹胀痛便秘（气滞血瘀）。临床表现：腹胀、腹痛由轻到重，腹部渐膨隆，大便不通、烦躁不安，睡眠不宁，恶心、呕吐，茶饭不思，精神不振，脉弦数，舌质红，苔黄或厚腻。

【来源】中医药学刊，2003，21（5）。

∾·加味增液承气汤·∾

【组成】

玄参15g	麦冬15g	生地12g	知母12g
大黄10g	枳壳10g	黄芪18g	当归12g

【用法】水煎服，每天2次，每日1剂。

【功效】滋阴清热，润肠通便。

【主治】老年髋部骨折后便秘（热伤津液，燥屎壅滞）。临床表现：髋部骨折后3~7天出现便秘腹胀，恶心纳呆，口气臭秽，舌红苔黄，脉弦细数。

【来源】中国中医药科技，2004，11（2）。

∾· 加味润肠汤 ·∾

【组成】

当归12g	生地9g	麻仁9g	桃仁9g
枳壳9g			

【用法】水煎服，每日1剂，2周为一疗程。

【功效】润肠去浊。

【主治】出口梗阻型便秘（津液亏虚）。临床表现：粪便已至肛门口而难以排除，伴下坠感。

【来源】中国中西医结合脾胃杂志，2000，8（2）。

∾· 宽中解郁汤 ·∾

【组成】

厚朴15g	枳实12g	柴胡12g	白芍15g
香附12g	郁金30g	生白术45g	防风6g
炒枣仁30g	炒莱菔子15g	当归15g	瓜蒌仁15g
生地黄15g	甘草6g		

【用法】水煎服，每天2次，每日1剂。

【功效】疏肝理气。

【主治】便秘型肠易激综合征（肝气郁滞）。临床表现：腹痛伴便秘反复发作，大便3~4日一行，羊屎状，夹有少许黏液，排便费力，伴不尽感。每遇工作紧张或劳累时上症加重，急躁易怒，脘腹胀满，嗳气频，时烧心，反酸，口臭，纳差，多梦，舌红、苔薄黄，脉沉弦。

【来源】湖南中医杂志，2015，31（5）。

❧·理肺汤·❧

【组成】

桔梗10g　　　甜杏仁10g　　　枳壳15g　　　党参15g

【用法】头煎加水约500ml，先泡20分钟，武火煮沸后，改小火再煮沸30分钟，取液约200ml；二煎，加水约400ml，武火煮沸后，改小火再煮沸30分钟，取液约200ml；两煎药汁混合后，分成2份，温服，每日1剂。

【功效】补气宣肺，调理大肠。

【主治】习惯性便秘（肺气不宣，大肠气机不利）。临床表现：大便经常秘结不通，3~5天大便1次，全身乏力，汗出气短或大便结成羊粪状而排出困难，伴有腹胀，舌淡苔白，脉弱。

【来源】中医药研究，1997，13（3）。

❧·六神汤加减·❧

【组成】

党参15g　　　山药15g　　　白术30g　　　茯苓30g
扁豆10g　　　陈皮10g　　　薏苡仁10g　　　干姜5g
木香10g

【用法】水煎服，每天2次，每日1剂。

【功效】运脾渗湿。

【主治】功能性便秘（脾虚湿蕴）。临床表现：排便困难伴黏滞不爽，如羊屎状，口干，伴疲乏无力，舌淡胖、苔白腻，脉沉迟。

【来源】中医药临床杂志，2014，26（10）。

·· 秘通汤 ··

【组成】

党参15g	白芍15g	何首乌15g
肉苁蓉15g	郁李仁15g	炒白术20g
火麻仁20g	炒莱菔子20g	当归10g
生地10g	杏仁10g	槟榔10g
甘草5g		

【用法】水煎服，每天2次，每日1剂。

【功效】温补脾肾，补益气血，润肠通便。

【主治】老年性便秘（脾肾阳虚，气血不足，大肠传导失司）。临床表现：大便干燥，排便困难，便质干如羊屎，甚至用手抠粪，精神萎靡，形体消瘦，畏寒，腰膝酸软，腹胀痛不适，纳差，腹软，可扪及肠型包块。舌质淡胖，脉细弱。

【来源】四川中医，2004，22（11）。

·· 脾胃逍遥散 ··

【组成】

柴胡10g	郁金10g	山栀子12g	白芍12g
白术12g	川楝子12g	延胡索12g	清半夏10g
厚朴15g	瓜蒌仁12g	枳壳15g	甘草10g

【用法】水煎服，每天2次，每日1剂。

【功效】疏肝理气，降气和胃。

【主治】便秘型肠易激综合征。

【来源】中国中医药科技，2010，17（1）。

❧ 芪枳术三仁汤 ❧

【组成】

生黄芪 15~30g	当归 15~20g	白术 20~30g
炒枳实 6~10g	火麻仁 20~30g（打）	北杏仁 10~15g（打）

郁李仁 10~15g（打）

【用法】水煎服，每天2次，每日1剂。

【功效】补气养血润燥，缓下导滞通便。

【主治】慢性功能性便秘（气虚夹气滞、脾虚肾虚、阴亏肠燥）。临床表现：排便困难或排便不尽，甚至疼痛不适，两次排便时间间隔3天以上，大便干结质硬或黏滞难排，便秘持续3个月以上。

【来源】江西中医药，2003，34（247）。

❧ 芪术益肠汤 ❧

【组成】

黄芪 30g	生白术 30g	肉苁蓉 30g	生地 20g
麦冬 20g	玄参 20g	当归 20g	白芍 20g
枳壳 15g	厚朴 15g	郁李仁 30g	火麻仁 20g
神曲 20g	甘草 10g		

【用法】水煎服，每天2次，每日1剂。

【功效】健脾益肾，益气养阴，润肠通便。

【主治】老年习惯性便秘（脾肾亏虚、气血不足、津亏肠燥）。临床表现：大便秘结，3~4日一行，粪质坚硬，排出困难，神疲乏力，面色少华，腰膝酸软，食少懒言，眠差，舌淡少津苔白，边有齿痕，脉沉细无力。

【来源】黑龙江中医药，2012，（1）。

ᴄᴄ · 清肺导滞润肠方 · ᴄᴄ

【组成】

黄芩15g	麦冬15g	莱菔子15g	火麻仁15g
当归15g	山楂15g	槟榔15g	杏仁8g
枳实8g	鸡内金6g		

【用法】水煎服，每天2~4次，每日1剂。

【功效】清肺导滞，润肠通便。

【主治】小儿便秘（食积肺热）。临床表现：大便秘结，排出困难，3~5天大便1次，质硬呈羊粪状，便时努挣，时有便血，味臭，伴口臭，食少，纳呆，时有腹痛，小便黄，舌红，苔白厚，脉滑数。

【来源】中国中西医结合儿科学，2012，4（5）。

ᴄᴄ · 邱明义通便方 · ᴄᴄ

【组成】

生地30g	当归30g	白芍30g	生白术30g

【用法】水煎服，每天2次，每日1剂。

【功效】滋阴健脾。

【主治】慢性便秘（阴亏血虚、脾虚不运）。临床表现：大便秘结不通，排便周期延长，或周期不长，但粪质干结，排出艰难，或粪质不硬，虽有便意，但便而不畅，舌淡红，苔薄白，脉沉细。

【来源】国医论坛，2014，29（3）。

❧ · 清肠化瘀汤 · ❧

【组成】

生大黄 6~12g　　　　　三七粉（冲服）2~3g　　　　　枳实 6~12g

炒莱菔子 10~15g

【用法】水煎服，每天 2 次，每日 1 剂。

【功效】化瘀通便清肠。

【主治】脑血管意外急性期之便秘（气滞血瘀）。临床表现：多种因素导致脑血管意外急性期患者出现便秘、纳差、胃脘不适，舌淡有瘀点，苔白，脉涩。

【来源】河南中医，2003，23（1）。

❧ · 润肠通便汤 · ❧

【组成】

大黄 6g（后下）　神曲 10g　　　鸡内金 10g　　木香 6g

郁李仁 15g　　　玄参 15g　　　肉苁蓉 20g　　何首乌 20g

当归 15g

【用法】水煎服，每天 2 次，每日 1 剂。

【功效】清热攻下，滋肾健脾。

【主治】老年习惯性便秘（脾肾亏虚，气血不足）。临床表现：排便周期延长，3 天以上 1 次，大便干燥坚硬，重则大便坚涩，干燥如栗，可伴少腹胀急，神疲乏力，胃纳减退。

【来源】天津中医药，2003，20（6）。

❧ · 润肠饮 · ❧

【组成】

火麻仁 10g　　　肉苁蓉 10g　　炒白芍 15g　　白术 20g

| 槐花10g | 地榆10g | 仙鹤草10g | 黄芩10g |
| 延胡索10g | 木香9g | 生地9g | 甘草5g |

【用法】水煎服，每天2次，每日1剂。

【功效】润肠通便，理气行滞。

【主治】慢性传输型便秘（津亏气虚、腑气不通）。临床表现：大便次数减少，少便意或便意消失，粪质坚硬，可伴发腹胀、腹痛、恶心、食欲减退、盆腔及骶部坠胀感、指状排便、便血、直肠黏膜脱垂、抑郁、不适、乏力。

【来源】光明中医，2013，28（12）。

❧ 润肠丸加减 ❧

【组成】

枳实12g	大黄10g	当归尾10g	桃仁10g
火麻仁10g	羌活10g	苦杏仁10g	玄参10g
瓜蒌仁12g			

【用法】水煎服，每天2次，每日1剂。

【功效】清热润肠。

【主治】慢性功能性便秘（胃肠积热）。临床表现：大便干结难解，腹胀满，口干苦，舌红苔黄厚腻，脉滑实。

【来源】中国中医药现代远程教育，2011，9（3）。

❧ 润便汤 ❧

【组成】

知母12g	黄柏12g	玄参5g	生地15g
麦冬20g	麻子仁12g	厚朴10g	杏仁12g
桃仁10g	枳壳8g	炙甘草6g	

【用法】水煎服，每天2次，每日1剂。

【功效】清热润燥，养阴生津，润肠通便。

【主治】糖尿病性便秘（阴虚燥热，津亏肠燥）。临床表现：排便少、便硬、排便困难、时间长、肛门胀堵、排意不尽等。伴有或不伴有腹痛、腹胀、恶心、便血、心情烦燥。

【来源】中医研究，2001，14（4）。

生地白术桃花汤

【组成】

生地黄30g　　　　　白术30g　　　　　枳实10g

桃花10g（如缺桃花，可用桃叶或桃皮、桃仁）

【用法】水煎服，每天2次，每日1剂。

【功效】滋肾健脾，增液补气，通调大便。

【主治】习惯性便秘（肾脾虚亏，阴液干涸，中气不足，传导阻滞）。临床表现：大便干结，排便费力，排便为块状或硬便，精神疲惫，腰腿软弱，纳呆，舌淡苔白，脉细无力。

【来源】中国民族民间医药杂志，2002（54）。

疏理通润方

【组成】

柴胡10g　　　黄芩10g　　　郁李仁10g　　　厚朴10g

莱菔子10g　　槟榔10g　　　乌药10g　　　　枳壳6g

皂角刺20g

【用法】水煎服，每天2次，每日1剂。

【功效】疏理通润。

【主治】功能性便秘（气滞）。临床表现：大便涩滞不行，胸

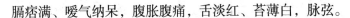

膈痞满、嗳气纳呆，腹胀腹痛，舌淡红、苔薄白，脉弦。

【来源】浙江中医杂志，2014，49（11）。

❧ · 三白枳甘汤 · ❧

【组成】

白术30~60g　　炒白芍30~60g　　白茯苓30~60g　　枳壳10~15g

炙甘草10~15g

【用法】水煎服，每天2次，每日1剂，7日为一疗程。

【功效】健脾养胃，益气和中。

【主治】老年人便秘（气虚血亏）。临床表现：虽有便意而临厕努挣乏力，挣则汗出气短，便后疲乏；或大便干燥，面色无华，心悸眩晕；或大便干结如羊屎状，形体消瘦，头晕目鸣，腰膝酸软。

【来源】河南中医药学刊，2000，15（5）。

❧ · 缩泉丸加味 · ❧

【组成】

益智仁10g　　台乌药10g　　当归10g　　桑螵蛸10g

山萸肉10g　　党参15g　　菟丝子15g　　肉苁蓉15g

熟地黄15g　　淮山药20g

【用法】头煎加水约500ml，先泡20分钟，武火煮沸后，改小火再煮沸30分钟，取液约200ml；二煎，加水约400ml，武火煮沸后，改小火再煮沸30分钟，取液约200ml；两煎药汁混合后，分成2份，空腹温服，每日1剂。30天为一疗程。

【功效】温肾助阳，摄津缩尿。

【主治】老年人便秘（肾阳虚衰）。临床表现：大便干结难解，三五天一行，临厕努挣，需长期使用导泻药，面色白，腰膝酸软，小便清长，夜尿频数，舌淡苔白，脉沉细弱。

【来源】四川中医，2000，18（9）。

❧· 慎柔养真汤 ·❧

【组成】

党参10g	白术10g	白芍10g	茯苓10g
山药10g	莲肉10g	黄芪10g	麦冬10g
炙甘草5g	五味子5g		

【用法】水煎服，每天2次，每日1剂。

【功效】滋补脾阴，滋养大肠。

【主治】老年性便秘（脾阴虚）。临床表现：排便时间延长，3天以上1次，粪便干燥坚硬。重者大便艰难，干燥如栗，可伴少腹胀急，神倦乏力，胃纳减退口唇干燥，或伴面色无华，手足心烦热，舌红少津，苔少或无，脉细无力。

【来源】中医药学刊，2003，21（10）。

❧· 四磨汤 ·❧

【组成】

乌药10g	人参10g	沉香g	槟榔12g

【用法】水煎服，每天2次，每日1剂。

【功效】顺气降逆，解除郁滞。

【主治】老年性便秘（肝郁气滞）。临床表现：排便周期延长，常3~5日或7~8日大便1次，或周期不长，但粪质坚硬，排出艰难，腹胀、纳差、消化不良，舌淡苔白，脉弦。

【来源】湖南中医药导报，2004，10（8）。

❧ · 双枳汤 · ❧

【组成】

枳实30g　　　　枳壳30g　　　　火麻仁30g

【用法】水煎服，每天2次，每日1剂。

【功效】理气宽肠，润燥通便。

【主治】老年性便秘（气郁津亏）。临床表现：便意淡漠或消失，大便3天或3天以上一次，粪便排出困难或腹部胀满不适，食欲减退，可伴有头晕、倦怠、疲劳、烦躁。舌淡苔白，脉弦。

【来源】陕西中医学院学报，2001，24（1）。

❧ · 三仙增液汤 · ❧

【组成】

生地15g　　　　玄参12g　　　　麦冬12g　　　　山楂10g

神曲10g　　　　麦芽10g　　　　甘草3g（此为1岁的量）

【用法】水煎服，每天2次，每日1剂。

【功效】增津润肠，消食导滞。

【主治】小儿顽固便秘（津枯肠燥，无水舟停）。临床表现：患儿多有偏食，蔬菜水果进食过少，消瘦，夜间睡眠不安，舌质偏红，舌苔薄白，脉略细数。

【来源】四川中医，2001，19（6）。

❧ · 三子三仁汤 · ❧

【组成】

苏子9g　　　　莱菔子9g　　　　牛蒡子9g　　　　桑皮9g

杏仁9g　　　　瓜蒌仁12g　　　　郁李仁3g　　　　黄芩9g

天花粉9g　　　　茯苓12g

【用法】水煎服，每天2次，每日1剂。

【功效】健脾降肺，润肠通便。

【主治】小儿功能性便秘（脾胃虚弱，肺气不降，传导失司）。临床表现：便秘，排便时间延长，3天以上，粪便干燥坚硬，重者大便困难，干燥如栗，可伴少腹胀急，神倦乏力，胃纳减退，便时肛裂出血，或兼有反复感冒咳嗽、睡眠不安、头汗多、厌食、腹痛或腹胀、呕吐，或有手足心热、鼻衄，舌淡，苔白，脉沉。

【来源】北京中医，2003，22（4）。

·෴· 升清降浊方 ·෴·

【组成】

升麻5g　　　　　　　　大黄3g

【用法】以上药量为3~5岁患儿用量，随年龄大小酌情增减用量。用时先将升麻加水适量浸泡30分钟，武火煮沸15分钟，再将大黄放入同煎5分钟，取汁50~100ml，饭后分2~3次温服。

【功效】健脾益气，泻浊通腑。

【主治】单纯性小儿习惯性便秘。临床表现：大便干燥、质硬或如羊屎，排便间隔时间延长，或排便困难，或伴腹痛、腹胀、嗳气食少，或不思饮食，口气秽浊，烦躁啼哭。

【来源】山西中医，2010，26（1）。

·෴· 四君子汤加减 ·෴·

【组成】

党参6g　　　　生白术12g　　　　炒枳实3g　　　干姜3g

莱菔子3g　　　葛根3g　　　　　　炙甘草3g

【用法】水煎服，每天2次，每日1剂。

【功效】健脾益气，理气和胃。

【主治】小儿便秘（脾胃虚弱）。临床表现：用开塞露则可排便，大便先干后稀，不用则无法排便，口渴、胃纳差、排便困难及腹部胀满，舌色淡白，脉缓。

【来源】吉林中医药，2014，34（6）。

❧ 参苓白术散加减 ❧

【组成】

太子参10g	炒白术10g	茯苓10g	炒莱菔子10g
炒神曲10g	香稻芽10g	百合10g	焦楂榔10g
怀山药12g	砂仁4g	火麻仁6g	桑椹6g
桃仁6g	山茱萸6g	郁李仁3g	大腹皮3g
丁香1g			

【用法】水煎服，每天2~4次，每日1剂。

【功效】补益脾胃。

【主治】小儿便秘（脾胃虚弱）。临床表现：大便3日一行，排出困难，呈羊粪状，粪质干燥，偶有便血，纳少，食后欲呕，面色不华，手掌红赤，舌淡，苔白中根部厚腻，脉略滑。

【来源】中国中西医结合儿科学，2012，4（5）。

❧ 升清降浊汤 ❧

【组成】

泡参40g	荷叶40g	青木香10g	桔梗10g
杏仁12g	当归12g	郁李仁12g	火麻仁30g
甘草3g			

【用法】水煎服，每天2次，每日1剂，5~7天为一疗程。

【功效】补益中气，润肠通便。

【主治】慢性便秘（气虚便秘）。临床表现：病程较久，大便解之困难，排便不一定干硬，或始难后易，便后疲乏，临厕努挣，排出不尽等。

【来源】实用中医药杂志，1998，14（10）。

疏肝理气通便方

【组成】

柴胡6g	白芍20g	枳壳12g	香附12g
郁金15g	肉苁蓉15g	火麻仁30g	瓜蒌壳30g
枳实15g	生地20g	厚朴15g	甘草3g

【用法】水煎服，每天2次，每日1剂。

【功效】疏肝解郁，理气通便。

【主治】慢性便秘（肝气郁结）。临床表现：大便常3~6日一行，干结难解，心烦易怒，纳差，食谷不馨，眠差多梦易醒，舌暗红，苔薄白，脉弦。

【来源】中医药临床，2015，27（1）。

疏肝润肠方

【组成】

| 川楝子10g | 柴胡10g | 白芍20g | 槟榔15g |
| 郁李仁（打）30g | 枳壳20g | 杏仁（打）15g | 炙甘草5g |

【用法】水煎服，每天2次，每日1剂。

【功效】疏肝解郁，润肠通便。

【主治】便秘型肠易激综合征（气秘型）。临床表现：排便费力，便后便意未尽或艰涩不畅或夹少许黏液，胸胁痞满，腹中胀痛，嗳气频作，苔白，脉弦。

【来源】中医药通报，2005，4（5）。

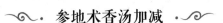

参地术香汤加减

【组成】

太子参30g	生地12g	熟地12g	生白术30g
黄精12g	玄参15g	麦冬15g	肉苁蓉20g
当归15g	桃仁15g	鸡血藤30g	泽泻10g
枳实9g	升麻6g	沉香3g	炙甘草6g

【用法】水煎服，每天2次，每日1剂。

【功效】滋肾益脾，行气活血。

【主治】糖尿病结肠轻瘫便秘（脾肾亏虚）。临床表现：有糖尿病病史，便秘病程>6个月，排便时间延长，间隔3天以上，或每周排便<3次，粪质坚硬、干燥、难解，或欲大便而排出困难，口臭，少腹胀，便时腹痛，纳呆，口干，神疲乏力，心悸，头晕。

【来源】南通大学学报（医学版），2015，35（4）。

砂熟二味汤

【组成】

砂仁12g   熟地黄20g

【用法】水煎服，每天2次，每日1剂。

【功效】滋阴养血，理气和胃。

【主治】产后大便难（津血亏虚）。临床表现：产后出现大便干结，状如羊屎，口干少津，神疲纳差。舌红，苔少，脉细小数。

【来源】新中医，2002，34（1）。

参楂汤

【组成】

党参30~60g   山楂15g

【用法】水煎服，每天2次，每日1剂。

【功效】消食积，散瘀血。

【主治】骨折便秘（气虚血瘀）。临床表现：骨折术后，出现便秘，3~5天或更长时间一解，虽有便意，大便干硬或稀软，排出困难，伴有腹胀痛，脘闷嗳气，食欲减退，睡眠不安，舌淡，苔白或腻，脉虚。

【来源】中医正骨，2003，15（2）。

四物汤合增液汤

【组成】

当归15g	生地黄15g	熟地黄15g	白芍15g
赤芍15g	川芎15g	玄参15g	麦冬15g
柴胡10g	苦杏仁10g	枳壳10g	甘草6g

【用法】水煎服，每天2次，每日1剂。

【功效】滋阴润肠，行气活血。

【主治】盆底失弛缓综合征致便秘（气滞血亏）。临床表现：大便干结难解，肛门胀痛，口干少津，舌红、少苔，脉细数。

【来源】新中医，2003，35（2）。

三仁二子汤

【组成】

杏仁10g	瓜蒌仁15g	火麻仁20g	苏子15g
莱菔子15g	枳壳15g	厚朴15g	杭芍20g
番泻叶10g			

【用法】水煎服，每天2次，每日1剂。

【功效】肃肺理气，清燥润肠。

【主治】吸烟所致便秘（燥热伤肺，肠道壅滞）。临床表现：粪便秘结，排出困难，虽感腹胀，肛门下坠但登厕后无粪便，或排便不净或便后仍感肛门坠胀、灼热，伴口鼻干燥，胸胁胀闷不舒或兼见干咳、咽干、咽痛、纳差等症。舌质红，苔薄黄，脉涩。

【来源】云南中医中药杂志，200，22（6）。

·三子通便汤·

【组成】

女贞子30g　　决明子20g　　莱菔子（炒）20g　　当归15g

桃仁9g

【用法】水煎服，每天2次，每日1剂。

【功效】补气养血，润肠通便。

【主治】剖腹产术后便秘（气血亏虚，津枯肠燥）。临床表现：剖腹产术后出现排便困难，腹痛腹胀，常伴精神紧张，烦躁，饮食减少。

【来源】新中医，2001，33（12）。

·通幽汤加味·

【组成】

生地黄30g　　熟地黄30g　　当归12g　　白术18g

生甘草18g　　升麻6g　　桃仁6g　　红花6g

天花粉30g

【用法】水煎服，每天2次，每日1剂。

【功效】大补阴液，健脾补肾养血，清热生津，活血润肠。

【主治】习惯性便秘（津血不足）。临床表现：大便干结，数日不便，伴腹胀、头晕、失眠、心烦，舌质淡红，苔薄白，脉沉细。

【来源】中国实验方剂学杂志，2003，9（2）。

·通便活血方·

【组成】

红花10g 川芎10g 枳壳10g 当归20g

赤芍12g 丹参30g

【用法】水煎服，每天2次，每日1剂。

【功效】活血化瘀，通便。

【主治】老年性便秘（瘀血便秘）。临床表现：大便干燥，呈羊屎状，腹胀腹痛拒按，面、唇、眼周紫黑，精神烦躁，舌质紫暗或有瘀斑等。

【来源】实用中医杂志，1999，15（7）。

通便合剂

【组成】

白术60g 枳实10g 肉苁蓉10g 胖大海5g

玄明粉5g 生首乌30g 牛蒡子30g

【用法】配制时加水浸过药面，煎煮3次，掺兑。经4层纱布滤过沉淀，浓缩至1：1.5浓度，加玄明粉溶解，再加0.5%甜蜜素矫味。夏季加防腐剂，装瓶，灭菌，压盖密封。成人2~3次/天，20~30ml/次，小儿5~15ml/次。2周为一疗程，病情反复者加服1周。

【功效】益气健脾，润肠通便。

【主治】慢性便秘（气滞便秘）。临床表现：病史超过半年以上，解大便及排便困难，靠食物调解无效，需借助药物方能排便，消瘦，面色无华，神疲乏力，舌淡，脉细涩。

【来源】陕西中医，2000，21（6）。

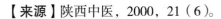

·通便汤·

【组成】

柴胡10g	枳壳10g	川芎10g	木香10g
槟榔10g	当归15g	生白术60g	瓜蒌20g
茯苓12g			

【用法】水煎服，每天2次，每日1剂。

【功效】理气行滞，通腑达下。

【主治】便秘型肠易激综合征（气秘）。临床表现：在过去的1年内，至少有12周时间（不必连续）出现腹部不适或疼痛症状，症状可因排便而缓解，症状的发生与排便次数改变有关；每周排便次数<3次，硬或干结的大便，排便有紧迫感，排便不尽感，腹部饱胀感，排黏液便。

【来源】新中医，2004，36（1）。

·调和润肠汤·

【组成】

党参10g	枳壳10g	郁李仁10g	甘松10g
苦杏仁10g	生白术20g	生白芍20g	茯苓15g
柴胡6g	紫苏叶6g		

【用法】水煎服，每天2次，每日1剂。

【功效】疏肝健脾宣肺，润肠通便止痛。

【主治】便秘型肠易激综合征（肝郁脾虚）。临床表现：排便时间延长，每次排便之间间隔72小时以上，便质干结，排出费力，腹痛，脘腹胀满，倦怠乏力，纳呆少食，抑郁或烦躁，舌质淡、苔白或薄黄，脉弦细弱。

【来源】浙江中医杂志，2015，50（7）。

❦ · 乌蓉汤 · ❦

【组成】

生首乌15g	肉苁蓉15g	决明子15g	莱菔子15g
槟榔15g	苏子15g	莪术10g	

【用法】水煎服，每天2次，每日1剂。

【功效】滋阴行气通便。

【主治】功能性便秘（气阴两虚）。临床表现：便秘，排便时间延长，大便或为硬团，或为团块状，排便困难，伴有腹胀，腹痛，食欲不振，舌红苔少或无，脉沉细。

【来源】四川中医，2004，22（12）。

❦ · 五仁汤 · ❦

【组成】

杏仁20g	柏子仁20g	郁李仁20g	火麻仁20g
桃仁15g	柴胡10g	枳壳15g	厚朴15g

【用法】水煎服。

【功效】舒畅气机，生津润肠。

【主治】功能性便秘。

【来源】辽宁中医杂志，2008，36（8）。

❦ · 温阳益气方 · ❦

【组成】

大黄5g	附子5g	人参3g	干姜3g

黄芪30g　　　　肉苁蓉10g　　　　当归10g　　　　甘草5g

【用法】水煎服，每日1剂，每天2次，分上、下午服，5天为1疗程，一般1~2个疗程。

【功效】温阳益气。

【主治】老年习惯性便秘（脾肾两虚）。临床表现：大便艰涩，排出困难，或腹中冷痛，拘急拒按，四肢不温，喜热怕冷，或腰膝酸软，舌质淡，苔白，脉沉迟。

【来源】中国中医药科技，2000，7（2）。

·温阳通便方·

【组成】

当归15g　　　　怀牛膝10g　　　　肉苁蓉20g　　　　泽泻10g

升麻10g　　　　枳壳15g　　　　火麻仁10g　　　　麦门冬10g

生地黄10g　　　玄参15g　　　　厚朴10g　　　　木香10g

枳实10g　　　　炒莱菔子20g　　白芍药30g　　　炙甘草6g

【用法】水煎服，每天2次，每日1剂。

【功效】温阳行气增液。

【主治】老年性便秘（肾阳亏虚，津亏肠燥）。临床表现：大便秘结，腰膝酸软，精神萎靡，畏寒肢冷，尤以下肢为甚，伴腹胀不适，口渴，舌质淡胖，苔白，脉沉而无力。

【来源】河北中医，2013，35（1）。

·小建中汤加白术·

【组成】

桂枝10g　　　　生姜10g　　　　炙甘草10g　　　大枣15g

白术60g　　　　饴糖30g　　　　白芍30g

【用法】水煎服，每天2次，每日1剂。

【功效】培补中焦。

【主治】习惯性便秘（中焦虚寒）。临床表现：持续4~5天，甚至更长时间不解便，部分需服泻药方能缓解，伴腹部痞、满、胀等不适，排便努挣时伴便血，口臭，舌淡、苔薄白，脉沉细弱。

【来源】张春蓉，小建中汤加白术治疗习惯性便秘20例，新中医，2004，36（2）。

❧ 杏枳通腑汤 ❧

【组成】

苦杏仁10g	枳壳10g	生白术10g	生黄芪15~30g
生地15~30g	柏子仁10g	郁李仁10g	当归10g
陈皮6~10g	火麻仁10~15g		

【用法】水煎服，每天2次，每日1剂。

【功效】开宣肺气，舒畅气机，健运脾胃，运液生津，润肠通便。

【主治】习惯性便秘。临床表现：脘腹稍胀，纳食一般，面色少华，夜寐不安，小便调，苔薄白，脉细。

【来源】辽宁中医杂志，2010，37（1）。

❧ 玄归润肠汤 ❧

【组成】

玄参15g	白术15g	生地黄15g	肉苁蓉15g
火麻仁30g	黑芝麻30g	白蜂蜜30g	黄精30g
当归12g	莱菔子12g		

【用法】头煎加水约500ml，先泡20分钟，武火煮沸后，改小

火再煮沸30分钟，取液约200ml；二煎，加水约400ml，武火煮沸后，改小火再煮沸30分钟，取液约200ml；两煎药汁混合后，分成2份，空腹温服，每日1剂。1周为一疗程，一般1~3个疗程。

【功效】补益脾肾，养血生津。

【主治】老年人便秘（脾肾亏虚）。临床表现：排便时间延长，每次排便间隔48小时以上，病程超过1个月以上，便质干结或如羊粪，排便费力或大便并不干结、质软而排便不畅。

【来源】中国中西医结合脾胃杂志，2000，8（6）。

❧·小柴胡汤·❧

【组成】

柴胡10g	黄芩10g	半夏15g	炙甘草6g
党参15g	白芍15g	枳壳15g	桔梗10g
生姜2片	红枣10枚		

【用法】水煎服，每天2次，每日1剂。

【功效】顺气导滞。

【主治】老年性便秘（气秘）。临床表现：大便干结或不干结，欲便不得，排出不畅，每于情绪不好时便秘加重，伴有胸胁痞满，腹中胀痛，舌苔黄腻，脉弦。

【来源】国医论坛，2003，18（4）。

❧·行舟汤·❧

【组成】

当归30g	黄芪30g	生地20g	党参20g
火麻仁15g	柏子仁15g	肉苁蓉15g	生何首乌15g
陈皮10g	木香10g	莱菔子10g	升麻12g

川牛膝9g

【用法】水煎服，每天2次，每日1剂。

【功效】增液润肠，行气健脾。

【主治】老年性便秘（气阴两虚）。临床表现：面白神疲，虽有便意而临厕努挣乏力，挣则汗出气短，便后疲乏；或大便干燥，面色无华，心悸眩晕。舌淡苔薄，脉沉细。

【来源】中国民间疗法，2003，11（5）。

❧ · 消渴通便汤 · ❧

【组成】

黄芪20g	火麻仁20g	何首乌20g	肉苁蓉15g
郁李仁15g	生地15g	玉竹15g	白术12g
桃仁10g	陈皮6g	大黄6~9g（后下）	

【用法】水煎服，每天2次，每日1剂。

【功效】益气养阴，活血行气，润肠通便。

【主治】糖尿病顽固性便秘（气阴两虚，肠失濡养，传导无力）。临床表现：大便3天以上1次，粪便干燥，排便艰难，需长期用泻剂或灌肠通便。面色萎黄，疲乏无力、口干，腰酸痛，轻度腹胀，舌质淡，苔少，脉细弱。

【来源】湖北中医杂志，2001，23（10）。

❧ · 消渴便秘方 · ❧

【组成】

生黄芪30g	金银花20g	当归20g	白芍20g
威灵仙20g	火麻仁20g	肉苁蓉20g	厚朴12g
酒大黄10g			

【用法】水煎服，每天2次，每日1剂。

【功效】益气滋阴，润肠通便。

【主治】糖尿病性便秘。临床表现：排便时间延长，3~5天或6~7天才能大便1次，伴有大便燥结，排便困难，腹胀等症状。

【来源】陕西中医，2006，27（4）。

ᑫ᙮ 血府逐瘀汤加味 ᙭ᑌ

【组成】

大黄15g（后下）	当归30g	生地20g	红花15g
赤芍15g	枳壳20g	柴胡12g	川芎15g
桔梗15g	怀牛膝15g	炙甘草12g	桃仁20g
生白术50g	人参20g	厚朴15g	决明子30g

【用法】水煎服，每天2次，每日1剂。

【功效】益气养血行血，调气润肠通便。

【主治】中风后便秘。

【来源】中医药临床杂志，2009，21（1）。

ᑫ᙮ 益气养阴汤 ᙭ᑌ

【组成】

太子参25g	党参15g	沙参15g	麦冬15g
熟地25g	女贞子18g	玄参12g	牛膝15g
枳实12g	厚朴9g		

【用法】水煎服，每天2次，每日1剂。

【功效】益气养阴通便。

【主治】习惯性便秘（气阴两虚）。临床表现：便秘，排便时间延长，大便或为硬团，或为团块状，排便困难，伴有腹胀，腹痛，食欲不振，舌红苔少或无，脉沉细。

【来源】四川中医，2004，22（4）。

·益气消秘汤·

【组成】

太子参10g	黄芪15g	炙甘草10g	白术20g
百合20g	杏仁10g	桔梗12g	枳壳15g
石菖蒲6g	莱菔子15g	决明子15g	黄芩10g
仙鹤草15g			

【用法】水煎服。每天2次，每日1剂。

【功效】健脾益气，理气润下。

【主治】气虚型功能性便秘。临床表现：大便秘结不通；艰涩不畅；腹胀纳呆；神疲气怯；肢体倦怠；面色白，舌质淡苔白，脉细弱。

【来源】甘肃中医，2008，21（11）。

·养血润肠方·

【组成】

熟地15g	当归12g	赤芍12g	白芍12g
川芎10g	桃仁25g	炙甘草10g	木香10g
枳实15g	知母12g	炙黄芪25g	炒白术20g

【用法】水煎服，每天2次，每日1剂。

【功效】养血活血，润肠通便。

【主治】慢性功能性便秘（血虚型）。

【来源】江西中医药，2006，37（287）。

～∙ 益气活血汤 ∙～

【组成】

党参12g	白术20g	黄芪15g	陈皮12g
青木香9g	当归15g	川芎9g	桃仁12g
赤芍6g	甘草6g		

【用法】水煎服，每天2次，每日1剂。

【功效】补养气血，行气活血。

【主治】功能性便秘。临床表现：排便次数减少，排便困难或排便不尽感，粪便干结、坚硬。

【来源】光明中医，2009，24（9）。

～∙ 益气养阴润肠汤 ∙～

【组成】

太子参25g	白术30g	当归20g	沙参15g
麦冬15g	熟地25g	女贞子18g	玄参12g
枳实15g	枳壳15g		

【用法】水煎服，每天2次，每日1剂。

【功效】益气养阴通便。

【主治】习惯性便秘。

【来源】吉林中医药，2005，25（11）。

～∙ 运肠润通汤加减 ∙～

【组成】

党参30g	白术60g	枳壳45g	郁李仁10g
肉苁蓉30g	炒麦芽15g		

【用法】水煎服，每天2次，每日1剂。

【功效】运肠润通。

【主治】功能性便秘（肠道津亏）。临床表现：大便秘结不通，排除困难，大便4~7天一行，伴脘腹胀满，进食后明显，伴呃逆，纳差，疲乏无力，眠差，纳食减，舌淡红，舌体胖，苔根略腻，脉沉细。

【来源】中医药临床杂志，2014，26（10）。

❧ · 益气润肠方 · ❧

【组成】

生黄芪30g	当归10g	枳实10g	虎杖15g
大腹皮15g	生白术30g	鸡内金20g	桃仁10g
杏仁10g			

【用法】水煎服，每天2次，每日1剂。

【功效】健脾益气，润肠通便。

【主治】功能性便秘（气虚肠燥）。临床表现：排便间隔延长，超过72小时，大便排出费力，大便干硬，疲惫乏力，纳呆少食，神疲懒言，舌质淡，脉沉细或脉细弱。

【来源】北京中医药，2013，32（4）。

❧ · 益气补肾通便方 · ❧

【组成】

北黄芪15g	淮山药15g	杏仁10g	制大黄10g
黄精10g	牛膝10g	菟丝子10g	桔梗10g
当归8g	甘草6g		

【用法】头煎加水约500ml，先泡20分钟，武火煮沸后，改小火再煮沸30分钟，取液约200ml；二煎，加水约400ml，武火煮沸

后，改小火再煮沸30分钟，取液约200ml；两煎药汁混合后，分成2份，温服，每日1剂，连服7~14天。

【功效】益气补肾。

【主治】老年性便秘（脾肾气虚）。临床表现：大便干结难解，或无力自行解出，每次均需服导泻药或借助于开塞露等润滑剂。

【来源】实用中医药杂志，1999，15（8）。

❧·益脾补肾理肺汤·❧

【组成】

黄芪30g	白术15g	当归15g	肉苁蓉15g
锁阳15g	枳壳15g	郁李仁15g	火麻仁15g
何首乌15g	紫菀12g	桔梗12g	苦杏仁12g
苏子10g

【用法】水煎服，每天2次，每日1剂。

【功效】健脾养血，补肾理肺。

【主治】老年性便秘。

【来源】山西中医，2005，21（S）。

❧·养阴益气合剂·❧

【组成】

| 生黄芪20g | 沙参15g | 黄精30g | 玄参15g |
| 紫草10g |

【用法】水煎服，每天2次，每日1剂。

【功效】益气养阴，润肠通便。

【主治】老年习惯性便秘（气阴两虚）。临床表现：经常便秘，大便干结如球，5日左右一行，排气少，腹部胀满不适，厌食、恶心、口苦、心烦、头晕，气短，失眠，舌淡红少津，苔少，脉沉细弦。

【来源】中国中医药现代远程教育，2015，13（8）。

❧· 运脾法方 ·❧

【组成】

枳壳6g	白术6g	法半夏6g	白芍10g
川厚朴6g	白蔻仁6g	钩藤6g	谷芽10g
麦芽10g	决明子6g		

【用法】加水约150ml，先泡20分钟，武火煮沸后，改小火再煮沸30分钟，煎取50ml，分2次服用，每天1剂。

【功效】运脾导滞化湿，养阴通便。

【主治】儿童功能性便秘（脾虚气滞或脾虚湿滞）。临床表现：大便不通或滞下，时时欲便而不得，患儿精神倦怠或烦躁，纳差厌食，口渴不欲饮，舌质淡白，苔白或腻，脉弦略滞。

【来源】四川中医，2005，23（7）。

❧· 异功散加味 ·❧

【组成】

党参15g	白术10g	茯苓10g	甘草3g
陈皮6g	麦芽15g	鸡内金3g（研冲）	槟榔12g
枳实6g	火麻仁10g	麦冬10g	

【用法】水煎服，每天2次，每日1剂。

【功效】补中，健肠，通便。

【主治】儿童功能性便秘。

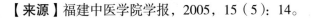

【来源】福建中医学院学报，2005，15（5）：14。

<h2 align="center">益气润肠汤</h2>

【组成】

炙黄芪30g	肉苁蓉30g	枳壳20g	枳实9g
生白术30g	桃仁10g	制首乌15g	青皮9g
鸡内金10g			

【用法】头煎加水约400ml，先泡20分钟，武火煮沸后，改小火再煮沸30分钟，取液约100ml；二煎，加水约300ml，武火煮沸后，改小火再煮沸30分钟，取液约100ml；两煎药汁混合后，分成2份。每天2次保留灌肠，患者先左侧卧位，抬高臀部，将擦过肥皂水的导尿管插入肛门内约30cm左右，然后用注射器将100ml温度约30℃左右的药液缓慢注入肠内，10分钟后改为平卧位，再过10分钟改为右侧卧位，再过10分钟开始休息。每日1剂。

【功效】健脾益肾，润肠通便，行气消积。

【主治】结肠慢传输型便秘（脾虚肠弱）。临床表现：大便干结如栗，临厕无力努挣，挣则汗出气短，面色白，神疲气怯。舌淡，苔薄白，脉弱。

【来源】山西中医，2001，17（4）。

<h2 align="center">益气健脾汤</h2>

【组成】

炙黄芪20g	肉苁蓉20g	枳壳10g	枳实15g
生白术15g	陈皮10g	青皮9g	制何首乌15g
桃仁10g	鸡内金10g		

【用法】头煎加水约400ml，先泡20分钟，武火煮沸后，改小

火再煮沸30分钟，取液约100ml；二煎，加水约300ml，武火煮沸后，改小火再煮沸30分钟，取液约100ml；两煎药汁混合后，分成2份。每天2次保留灌肠，患者先左侧卧位，抬高臀部，将擦过肥皂水的导尿管插入肛门内约30cm左右，然后用注射器将100ml温度约30℃左右的药液缓慢注入肠内，10分钟后改为平卧位，再过10分钟改为右侧卧位，再过10分钟开始休息。每日1剂。

【功效】益气健脾，润肠通便，行气消积。

【主治】结肠慢传输型便秘（脾虚气滞）。临床表现：大便不畅，欲解不得，甚则少腹作胀，临厕无力努挣，挣则汗出气短，神疲气怯。舌淡，苔薄白，脉弱或细弦。

【来源】中国中医药信息杂志，2004，11（7）。

益气润肠通腑汤

【组成】

生晒参（或西洋参）3~10g	生黄芪15g	玄参12g
生地10g	麦冬10g	当归10g
肉苁蓉10g	火麻仁10g	枳实6g
厚朴6g		

【用法】水煎服，每天2次，每日1剂。

【功效】增液润肠，理气通腑。

【主治】慢传输型便秘（气虚津亏，腑气不通）。临床表现：虽有便意而排便时间延长，3天以上1次，粪便干燥坚硬，重者大便艰难，干燥如栗，临厕努挣乏力，挣则汗出气短，便后疲乏。可伴少腹胀急，神倦乏力，面白神疲，胃纳减退。舌淡苔白，脉弱。

【来源】北京中医，2003，22（6）。

❧·益气运肠汤·❧

【组成】

黄芪30g	肉苁蓉30g	何首乌30g	当归15g
桃仁10g	火麻仁12g	升麻10g	枳壳12g

【用法】水煎服，每天2次，每日1剂。

【功效】双补脾肾。

【主治】功能性慢传输型便秘（脾肾亏虚，津血不足）。临床表现：常有排便次数减少，少便意，粪质坚硬，排便困难，腹胀，纳少，食后胀甚，神疲乏力，腰膝酸软，舌淡苔白，脉细弱。

【来源】河南中医，2004，24（7）。

❧·益气化瘀方·❧

【组成】

白术60g	黄芪30g	人参12g
白芍30g	当归15g	桃仁15g
郁金10g	决明子(打碎另包，冲服)30g	莱菔子30g
枳壳10g	桔梗10g	

【用法】水煎服，每天2次，每日1剂。

【功效】活血化瘀，益气润下。

【主治】慢传输型便秘。

【来源】吉林中医药，2008，28（10）。

❧·玉龙煎·❧

【组成】

党参25g	当归15g	熟地15g	火麻仁15g
柏子仁15g	黄精30g	制首乌30g	肉苁蓉30g

玄参6g　　　　麦冬10g　　　　生白术60~80g　枳壳10g

大黄6~10g

【用法】水煎服，每天2次，每日1剂。

【功效】润肠通便，益气养血。

【主治】慢性单纯性便秘（中气不足，阴液亏耗）。临床表现：面色无华，时感头晕、神疲、纳少、睡眠不安，舌淡苔薄，脉虚细。

【来源】时珍国医国药，2000，11（12）。

❦ 益气养血通便方 ❧

【组成】

黄芪20g　　　当归10g　　　鸡血藤20g　　火麻仁15g

厚朴10g　　　瓜蒌仁12g　　枳实12g　　　莱菔子12g

另外核桃仁4份、黑芝麻1份炒热打碎，蜂蜜适量。

【用法】中药水煎服，每天2次，每日1剂。核桃仁、黑芝麻按比例混合与蜂蜜拌糊，每日饭前1小时服用，用量根据食欲随意。糖尿病患者去蜂蜜。

【功效】益气养血，润肠通便。

【主治】脑卒中后便秘。临床表现：大便3~5天一行，甚则7~8天一行；或大便间隔虽属正常，但粪质干燥，坚硬如石，排出困难；或粪质虽不干燥，但由于气血虚弱，临厕努挣，排出不尽，长期导致身热、口干、腹胀、纳差等。

【来源】中西医结合心脑血管病杂志，2007，5（6）。

❦ 养血润肠汤 ❧

【组成】

黄芪15g　　　当归15g　　　白芍15g　　　生地15g

黑芝麻15g　　　石斛12g　　　　杏仁12g　　　　肉苁蓉12g

苏子10g

【用法】水煎服，每天2次，每日1剂。

【功效】养血生津，润肠通便。

【主治】妇人产后便秘（伤血亡津，肠道失润）。临床表现：产后出现大便干燥，不能排出或排便困难，甚至撕裂肛门，疼痛出血，伴面白神疲，虽有便意而临厕努挣乏力，挣则汗出气短，便后疲乏；大便干燥，面色无华，心悸眩晕。舌淡苔白，脉弱无力。

【来源】安徽中医临床杂志，2002，14（3）。

加味术地汤

【组成】

白术60g　　　生地30g　　　　太子参15g　　　枳实10g

麦冬10g　　　白芍10g

【用法】水煎服，每天2次，每日1剂。

【功效】健脾补气，润肠通便。

【主治】习惯性便秘。

【来源】医药世界，2006，（7）。

增液通便汤

【组成】

生地15g　　　玄参10g　　　　麦冬10g　　　　当归10g

火麻仁10g　　肉苁蓉10g　　　升麻3g　　　　枳壳10g

木香5g　　　　黄芪15g　　　　莱菔子10g

【用法】水煎服，每天2次，每日1剂。

【功效】升清降浊，增液通便。

【主治】习惯性便秘（津亏肠燥）。临床表现：便秘，腹胀明显，无腹痛、无排气，情绪不稳，喜嗳气，气短乏力，口干喜饮，纳差，精神欠佳，形体消瘦，舌红，苔薄黄，脉弦细。

【来源】湖南中医杂志，2014，30（5）。

❧ 枳术四磨汤 ❧

【组成】

| 枳实15g | 白术30g | 槟榔15g | 木香12g |
| 乌药15g | 莱菔子30g | 麻仁15g | 炙甘草10g |

【用法】水煎服，每天2次，每日1剂。

【功效】健脾益气，消痞通便。

【主治】功能性便秘（脾虚肠滞）。临床表现：欲便不得出，或便而不爽，大便干结或不干，腹中胀满或痛，嗳气，烦躁易怒，纳食减少，舌淡，苔薄，脉弦。

【来源】中国中西医结合消化杂志，2014，22（9）。

❧ 枳术增液汤 ❧

【组成】

| 枳实10g | 炒白术30g | 生地30g | 玄参30g |
| 麦冬30g | 当归15g | 肉苁蓉10g | |

【用法】水煎服，每天2次，每日1剂。

【功效】滋阴润燥通便。

【主治】老年便秘（热邪伤津）。临床表现：便秘，3~4天一行，甚至更长时间，小便黄，纳呆，口干，腹胀，心烦，苔少，脉细数。

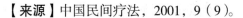

【来源】中国民间疗法，2001，9（9）。

❦ · 枳术通便汤 · ❧

【组成】

生白术60~90g　　枳实30g　　　　肉苁蓉20g　　　何首乌15g

决明子10g

【用法】水煎服，每天2次，每日1剂。

【功效】健脾益肾，理气导滞，升清降浊。

【主治】老年习惯性便秘（脾虚气弱）。临床表现：大便不干燥，但排出困难，努挣排便时全身汗出，少腹肛门坠胀不舒，时常用开塞露协助排便，饮食少味，肢倦乏力，舌质淡红、苔薄白，脉沉细。

【来源】新疆中医药，2003，21（1）。

❦ · 枳实消积散 · ❧

【组成】

枳实20g　　　　莱菔子20g　　　陈皮20g　　　神曲20g

黄芩20g　　　　生石膏20g　　　槟榔10g　　　藿香10g

鸡内金5g　　　栀子5g

【用法】水煎服，每天2~4次，每日1剂。

【功效】消食导滞，清热通便。

【主治】小儿便秘（食积内热）。临床表现：大便干硬，呈球状，4日一行，平素嗜好煎炸炙，口气臭，汗出较多，腹胀，无腹痛，舌红，苔黄。

【来源】中国中西医结合儿科学，2012，4（6）。

❧ · 增液承气汤 · ❧

【组成】

玄参30g　　　麦冬24g（连心）　　细生地24g　　　大黄9g
芒硝4.5g

【用法】上药以水1.6L，煮取600ml，先服200ml，不知再服。

【功效】滋阴增液，泄热通便。

【主治】热结阴亏证。燥屎不行，下之不通，脘腹胀满，口干唇燥，舌红苔黄，脉细数。

【来源】《温病条辨》

❧ · 增液汤 · ❧

【组成】

玄参一两　　　麦冬（连心）八钱　　　细生地八钱

【用法】用水八杯，煮取三杯，口干则与饮尽；不便再作服。

【功效】增水行舟。

【主治】阳明温病，无上焦证，数日不大便，当下之，若其人阴素虚，不可行承气者。症见便秘、口渴、舌干、脉细数或沉而无力。

【来源】《温病条辨》

❧ · 苁蓉丸 · ❧

【组成】

肉苁蓉2分　　　沉香1分为末　　　麻子仁汁打糊为丸如梧子大

【用法】每服70丸，空心米饮送下。

【功效】温肾降气，润肠通便。

【主治】年老体弱，肾阳虚衰所致之便秘。

【来源】《济生方》

∾· 威灵仙丸 ·∾

【组成】

黄芪、枳实、威灵仙各等份。

【用法】上药为末，蜜丸如梧子大。每服五七十丸，不拘时，姜汤白汤饮下，忌茶。

【主治】年高津枯便秘。

【来源】《古今图书集成医部全录》

∾· 凤髓汤 ·∾

【组成】

松子仁30g   核桃仁60g   柏子仁30g

【用法】将松子仁、柏子仁、核桃仁捣烂研膏，用熟蜜拌之。每日1次，每次6g，用温开水送服。以15~20天为1个疗程。

【功效】生津润燥。

【主治】因津伤液燥而引起的大便秘结。尤宜于老年人便秘。

∾· 二仁通幽汤 ·∾

【组成】

桃仁9粒   郁李仁6g   当归尾5g   小茴香1g

藏红花15g

【用法】将上5味合煮于砂锅，30分钟后去渣即可，代茶频饮。

【功效】润肠通便，行气化瘀消胀。

【主治】因血脉瘀阻，阻膈大便，以致腹部胀满，大便不通之症。

四仁通便饮

【组成】

甜杏仁10g　　松子仁10g　　大麻子仁10g　　柏子仁10g

【用法】将四仁共捣烂，加开水500g冲泡，加盖片刻。当茶饮用。

【功效】润肠通便。

【主治】老年人津枯液少，阴虚所致的便秘。

验方1

【组成】

大黄12g　　芒硝15g　　炙甘草6g

【用法】以水600ml，先煮大黄、甘草，取药汁200ml，去渣，纳芒硝，加热溶化，少少温服之。本方具有润燥软坚、和胃荡实的功能，适用于燥实内阻而痞满较轻、燥屎内结而未甚者。

【功效】清热攻积通便。

【主治】胃肠实热引起的便秘。症见大便干结，数日不通，腹中胀满，疼痛拒按，面赤身热，日晡热甚，多汗，尿赤，时欲饮冷，口舌生疮，口臭，语声重浊，呼吸气粗，舌干，苔黄厚腻，或焦黄起芒刺，脉沉实或滑实。

验方2

【组成】

大黄12g　　厚朴6g　　枳实9g

【用法】以水800ml，煮取药汁400ml，去渣，分2次温服之。

【功效】轻下热结，除满消痞通便。

【主治】便秘燥屎将结之际，结而未坚。

❧·验方3·❧

【组成】

玄参30g　　　麦冬24g　　　生地24g　　　大黄9g

芒硝4.5g

【用法】以水1600ml，煮取药汁600ml，先服200ml，不泻再加服。

【功效】滋阴增液，泄热通便。

【主治】气分温病，热实津枯，大便干结难下。

❧·验方4·❧

【组成】

黄芪15g　　　党参12g　　　白术12g　　　炙甘草5g

当归9g　　　陈皮3g　　　升麻3g　　　柴胡3g

枳壳9g　　　蜂蜜12g

【用法】以水1500ml，煮取药汁300ml，早晚各服150ml。

【功效】补益脾肺，通便。

【主治】脾肺气虚引起的便秘。症见大便燥结或软，但数日不通，有时虽有便意，但解下困难，努挣不出，努则汗出气短，甚则喘促，便后虚疲至极，倦怠懒言，语声低怯，腹不胀痛，或有肛门脱垂，形寒面白，唇甲少华，舌淡嫩，苔薄白，脉虚弱。

❧·验方5·❧

【组成】

槟榔6g　　　沉香6g　　　木香6g　　　乌药6g

大黄6g　　　枳壳6g

【用法】上药各用水磨取药汁75ml，和匀，温服。

【功效】疏肝理脾，通便。

【主治】肝脾气滞引起的便秘。症见大便多日不通，后重窘迫，欲便不得，精神抑郁，噫气频作，胸脘痞闷，胁肋胀满，妇女或见经期乳胀，或呕吐上逆，咳嗽气喘，舌苔白腻，脉沉或弦。

～·验方6·～

【组成】

当归60g　　白芍9g　　火麻仁30g　　郁李仁15g

苁蓉15g　　黑芝麻24g　　甘草6g

【用法】水煎，冲蜂蜜60g，温服。

【功效】润肠通便。

【主治】主治年老或久病津液短少所致的便秘。

～·验方7·～

【组成】

人参9g　　白术12g　　茯苓12g　　黄芪15g

黄精10g　　当归10g　　柏子仁10g（冲）　　松子仁10g（冲）

甘草7g

【用法】水煎服，每日1剂，分2次服。

【功效】益气健脾，润肠通便。

【主治】气虚便秘。

～·验方8·～

【组成】

沙参50g　　玉竹50g　　老雄鸭1只　　调料适量

【用法】将鸭去毛及内脏，洗净，与沙参、玉竹入砂锅内，加葱、姜、水、烧沸，文火闷煮1小时，至鸭肉烂熟，入盐、味精随意食。

【功效】滋阴通便。

【主治】肺虚久咳，胃阴亏损之肠燥便秘。

～･ 验方9 ･～

【组成】当归20g　　肉苁蓉20g

【用法】沏水代茶饮。

【功效】养血润肠通便。

【主治】阴虚血亏，肠中干燥而便秘者。

～･ 验方10 ･～

【组成】

生首乌15g　　　生当归9g　　　　生赤芍9g　　　　火麻仁15g

【用法】水煎服，每日1剂，日服2次。

【功效】养血润肠通便。

【主治】血虚肠燥便秘。

～･ 验方11 ･～

【组成】

黄芪30g　　　银花20g　　　当归20g　　　白芍30g

麻仁30g　　　肉苁蓉20g　　　厚朴10g　　　酒大黄10g

威灵仙15g

【用法】水煎服，每日1剂，日服2次。

【功效】滋阴养血，益气润肠通便。

【主治】阴虚血燥，气虚不运便秘。

∾∙ 验方12 ∙∾

【组成】

黄芪30g   银花20g   白芍20g   麻仁20g

肉苁蓉20g   当归20g

【用法】每日1剂，水煎频（5日后，分3次）服。

【功效】益气养血，润肠通便。

【主治】中老年习惯性便秘。

∾∙ 验方13 ∙∾

【组成】

锁阳15g   桑椹15g   蜂蜜30g

【用法】将锁阳切片与桑椹水煎取汁，入蜂蜜搅匀，分2次服。

【功效】温阳通便。

【主治】阳虚便秘。

∾∙ 验方14 ∙∾

【组成】

麻仁、杏仁、芝麻各等份。

【用法】三味药共为细末，白蜜炼为丸如枣大，每次2~3丸，温开水送下。

【功效】润肠通便。

【主治】肠燥便秘。

∾∙ 验方15 ∙∾

【组成】

人参9g   白术12g   茯苓12g   黄芪15g

黄精10g　　　当归10g　　　柏子仁10g（冲）　　松子仁10g（冲）

甘草7g

【用法】水煎服，每日1剂，分2次服。

【功效】益气润肠通便。

【主治】气虚便秘。

✤·验方16·✤

【组成】

当归12g　　　川芎10g　　　　　　　白芍10g

地黄12g　　　炙首乌12g　　　　　　大麻仁20g（冲）

黄芪15g　　　檀香7g（研末后放入汤药内冲服）　山药15g

【用法】水煎服，每日1剂，早晚分服。

【功效】养血通便。

【主治】血虚便秘。

✤·验方17·✤

【组成】

炙甘草20g　　　淮小麦60g　　　白术30g　　　黄精20g

大枣15g

【用法】水煎服，每日早晚各服150ml。1个月为一疗程。

【功效】健脾益气，通便。

【主治】气虚之便秘。

✤·验方18·✤

【组成】

草决明15g　　　白菊花10g

【用法】先将草决明用微火炒至微有香气，以嫩黄色为度。与白菊花一起倒入茶杯内，用沸水冲泡10分钟后，即可代茶频饮，每日1剂。

【功效】清肝通便。

【主治】肝火之便秘。

∽·验方19·∽

【组成】

白术 45~60g	枳壳 30g	升麻 10g	肉苁蓉 15g
甘草 15g			

【用法】每日1剂，水煎2遍，调匀，分2次温服。连服5天为1疗程。

【功效】健脾益气通便。

【主治】脾虚便秘，症见胃胀纳差，便秘几日或10日1行，便如羊屎，艰涩难下，自感身困乏力，气喘吁吁。舌体淡胖，有齿印，脉沉细无力。

∽·验方20·∽

【组成】

天冬 15g	麦冬 12g	熟地 20g	瓜蒌仁 15g
花粉 12g	桃仁 10g	红花 6g	当归 10g
白芍 12g			

【用法】每日1剂，水煎，早晚服用，每次200ml。

【功效】滋阴润肠通便。

【主治】阴亏型便秘。

·验方21·

【组成】

| 当归10g | 生地10g | 何首乌20g | 甘草3g |
| 玄参10g | 麦冬10g | 枳实10g | |

【用法】每日1剂，水煎，早晚服用，每次200ml。

【功效】补血滋阴通便。

【主治】血虚阴亏型便秘。

·验方22·

【组成】

| 五味子15g | 肉苁蓉15g | 巴戟天15g | 熟地15g |
| 沙参20g | 大黄5g | 甘草5g | 火麻仁20g |

口臭，苔厚腻，加芒硝20g（冲服）

【用法】每日1剂，水煎，早晚服用，每次200ml。

【功效】补肾通便。

【主治】老年肾虚便秘。

·验方23·

【组成】

| 黑芝麻25g | 核桃仁25g | 柏子仁25g |

【用法】共捣烂，加适量蜂蜜调服，分早晚2次空腹服完。

【功效】润肠通便。

【主治】肠燥津亏便秘。

❦ · 验方 24 · ❧

【组成】

肉苁蓉20g　　当归15g　　火麻仁10g

【用法】 水煎，待适温时加蜂糖适量服。

【功效】 补血润肠通便。

【主治】 阴虚血亏、大便秘结的患者。

❦ · 验方 25 · ❧

【组成】

生首乌15g　　玉竹9g　　大腹皮12g　　青陈皮6g

生枳壳9g　　乌药9g　　青橘叶9g

【用法】 每日1剂，水煎，早晚服用，每次200ml。

【功效】 滋阴行气通便。

【主治】 肠燥气滞型便秘。

❦ · 验方 26 · ❧

【组成】

大黄6g　　槟榔10g　　枳实7g　　木香7g

乌药9g　　沉香7g(研末冲服)　陈皮9g　　茯神10g

半夏10g　　杏仁10g

【用法】 每日1剂，水煎，早晚服用，每次200ml。

【功效】 行气通便。

【主治】 肠燥气滞型便秘。

第六章 便秘的食疗方法

造成便秘的原因很多。如饮食过于精细，肉类和脂肪类食物占据了餐桌，含纤维多的植物性食品吃得少了，使肠道蠕动减弱，就容易便秘；压力大、精神紧张、抑郁、焦虑等都是便秘的诱因之一，它们会导致大肠肌肉紧张，削弱胃肠功能，扰乱排便的生物钟。疾病及药物副作用，如服用各种泻药、久病体弱、长期卧床、营养不良、肥胖者也容易便秘。衰老也会导致便秘问题。也可由于单纯性习惯而引起排便功能改变，出现习惯性便秘。研究表明，在肠胃功能正常的情况下，粪便的形状及数量多少主要取决于食物的种类和数量，尤其是食物中的纤维素对于粪便的形成及其排出至关重要。如果饮食过精，食入的蔬菜特别是含纤维素的蔬菜过少，就会延长粪便在肠道内的停留时间，肠黏膜过多吸收粪便中的水分而使其变得干燥，致使人想排便时费时费力。

便秘多属慢性病，药物是一方面，只靠药物往往不能长期坚持，因此，饮食调理也很重要。通过改善饮食缓解便秘，疗效满意，患者宜接受。

一、治疗便秘的常见食物

～·· 蜂蜜 ·～

蜂蜜味甘、性平，具有调补脾胃、缓急止痛、润肺止咳、润肠通便、润肤生肌、解毒之功效。蜂蜜是常用的通便药物，食药同源，具有良好的疗效，除糖尿病人外，大多数人可以食用，现介绍蜂蜜的几种常用食用方法。

①蜂蜜 2~3 羹匙，芝麻（黑芝麻最佳）焙熟研细末 2~3 羹匙，兑开水（温凉均可）200~300ml 调成糊状口服，早、晚各 1 次。

②蜂蜜 60g，每日早、晚各服 30g，以凉开水冲饮。适用于老年、孕妇便秘及习惯性便秘。

③蜂蜜、白萝卜适量，先将白萝卜洗净切成片，蘸蜂蜜生食，每日数次。最适用于青少年便秘者。

④蜂蜜、香蕉适量，将香蕉剥皮以其肉蘸蜂蜜生食，每日数次。最适用于老年人及习惯性便秘者。

⑤蜂蜜、连翘各 30g。将连翘用沸水冲泡，加入蜂蜜，以茶频饮，每日 1 剂。适用于实热痰湿壅结的便秘。

⑥蜂蜜 30g，金银花 15g。先将金银花煎水，去渣放凉，分次加入蜜糖溶化后饮用。煎时不要太浓，一般煎成两碗银花汁，瓶贮分冲，冲蜜糖服。

❀ 萝卜汁 ❀

性味凉，辛甘，无毒，能消积滞、化痰热、下气、宽中、解毒，治食积胀满、痰嗽失音、肺痨咯血、呕吐反酸等。萝卜具有很强的行气功能，还能止咳化痰、除燥生津、清热解毒、利便。

红心萝卜捣成泥状取汁（或榨汁机取汁），白糖适量，共煮 2~3 分钟，温服。或者将萝卜 250g 洗净，去皮切块，煮汤服。适用于习惯性便秘者。

❀ 苹果 ❀

性味甘甜，略带酸味。苹果所含的营养既全面又易于被人体消化吸收，常适于婴幼儿、老年人和病人食用。能止泻、通便。

每日早晚空腹食苹果半个或1个。

·梨·

性味甘凉、微酸，能清热、生津、润燥。热盛津伤的燥热便秘者，食之颇宜。《开宝本草》就说它能"利大小便"。《中药大辞典》也认为梨能"治便秘"。

每日食1~2个。

·黄豆皮·

性味甘、平，不温不燥，能健脾利湿、益血补虚、解毒。对于脾胃虚弱者，消瘦少食者，或湿痹拘挛、水肿、小便不利者皆有良好的疗效。

黄豆皮100g，水煎服，日3次。

·海蜇·

性味咸，平，能清热、化痰、消积、润肠，适宜大便燥结者食用。

每日食30~60g。

《古方选注》中的"雪羹汤"，以海蜇30g，荸荠4个，煎水服，除可用于慢性咳嗽，吐脓痰之外，对大便干结者亦宜。

·海带·

性味咸、寒，能软坚化痰、利水泄热，治瘿瘤结核、疝瘕、水肿、脚气等。

海带60g，温水浸泡几分钟后，放入锅中，加水煮熟。然后取出晾凉，拌入佐料即可食用。1次吃完，每日1次。本法对湿热燥结便秘疗效佳。脾胃虚寒蕴湿者忌服。

～·苦丁·～

性味苦、寒，能清热解毒，治疥癣、疗疮、痈肿、蛇咬伤等。

头天睡觉前冲好苦丁茶，第二天清晨起床空腹用冷苦丁茶水冲上25~50g的蜂蜜饮用，喝完苦丁蜂蜜茶后，再喝上一杯白开水，一般2~4小时后可通便。

～·鲜空心菜·～

又名蕹菜，性味甘、寒，治肠胃热，大便结，慢性便秘者宜常食之。

鲜空心菜200~250g，马蹄10个（去皮）。将鲜空心菜、马蹄煮汤，每日分2~3次服食。

～·苋菜·～

性味甘、寒能清热利窍目，适用于内热之便秘。民间多用苋菜炒食，治大便秘结干燥者。《滇南本草》云："苋菜，治大小便不通。"《本草纲目》亦载："六苋，并利大小肠。"习惯性便秘之人，也宜用苋菜煮粥服食。"

每餐100~250g，炒食即可。

～·冬瓜瓤·～

性味甘、平能清热，止渴，利水，消肿，主治烦渴，水肿，淋病。

冬瓜瓤500g，水煎汁300ml，每日分数次服下，润肠通便。

·苦瓜·

性味苦、寒，具有清热祛暑、明目解毒、利尿凉血、解劳清心、益气壮阳之功效；主治中暑、暑热烦渴、暑疖、痱子过多、目赤肿痛、痈肿丹毒、烧烫伤、少尿等病症。

苦瓜150g切粒，搅拌成汁，加蜂蜜调服，适合肠燥便秘。

·食盐·

性寒，味咸，有清火凉血作用。

每日早晨空腹喝淡盐水一茶杯最为适宜，有清肠通便的效果。

·甘蔗·

性味甘、寒，能清热、生津、润肠，适宜热性便秘者服食。可用青皮甘蔗汁、蜂蜜各60~120ml混匀，每日早晚空腹服下。

·黄瓜·

性味甘、平，具有清热解毒、生津止渴作用。黄瓜所含的黄瓜酸，能促进人体新陈代谢，排出毒素，所含维生素C比西瓜高5倍，能美白皮肤。吃黄瓜还有助于化解炎症，能抑制糖类物质转化为脂肪。适合肺、胃、心、肝及排泄系统状态不好，夏日里容易烦躁、口渴、喉痛或痰多患者。

黄瓜生吃、炒菜、做汤均可。

·阿胶·

性味甘、平，能补血滋阴、润燥、止血，适宜体虚便秘者食用。《仁斋直指方》中介绍："治老人虚人大便秘涩，阿胶二钱，连根葱白三片，蜜二匙，水煎，去葱，入阿胶、蜜溶开，食前温服。"此法对产后虚弱，大便秘涩者亦宜。

～·韭菜汁·～

性味辛温，具有温中行气、补虚滑肠、调和脏腑的作用。韭菜治疗大便秘结只能适用于大便艰涩、排除困难，或大便秘结，虽有便意，但临厕大便又难排出，伴有少气乏力、喜热怕冷的阳气亏虚便秘；不适宜大便干结、状如羊屎、面红身热、口干而臭、小便黄少、舌红苔黄的实热、阴虚便秘。

韭菜叶捣烂取汁1小杯，温开水送服，早晚各1次。

～·土豆·～

土豆味甘性平，具有补脾益气、健脾和胃、养脑怡神、消炎散结、延年益寿的功效。土豆中的纤维素细嫩，对胃肠黏膜没有刺激性，所以肠胃病患者吃煮烂的土豆效果良好；常吃土豆还可治习惯性便秘、皮肤湿疹等；土豆中的钾可使肾脏血管收缩，有利尿作用，因而浮肿、心脏病、肾脏病患者常吃土豆有益。

取鲜土豆500g，洗净后捣烂绞汁，将汁液放入锅中，以小火煎熬至黏稠时，加入一倍量的蜂蜜，再熬至黏稠如蜜，冷却后装瓶，每日2次，每次1匙，用开水冲服。或者取鲜土豆250g，洗净去皮，捣烂绞汁。每日晨起空腹饮服15ml。

～·萝卜籽·～

又名莱菔子，性味辛、甘、平，能消食除胀，降气化痰，主治饮食停滞，脘腹胀痛，大便秘结，积滞泻痢，痰壅喘咳。

萝卜籽10~20g，炒黄研细粉，加糖，开水冲服，每日分1~2

次服。

~ 黑芝麻 ~

性味甘、平，有滋补肝肾，益血润肠，通便，通乳的功能。

黑芝麻15g，捣碎，水煎，空腹食。或黑芝麻10~20g，炒香，打碎，与鸡蛋同煎或夹入馒头、面包内，每日服1~2次。

~ 红薯 ~

性味甘、平，能补脾益气，宽肠通便，生津止渴（生用）。用于脾虚气弱，大便秘结；肺胃有热，口渴咽干。

红薯200g，大枣30g。红薯洗净切碎，同大枣一起入锅加水500ml左右，熬至200ml调适量蜂蜜食用，每日服1次。

~ 葵花子 ~

性味甘、平。含丰富的脂肪油，其中有多量亚油酸，尚有磷脂，β谷固醇等甾醇；又含蛋白质、糖类和柠檬酸、酒石酸、绿原酸等有机酸及胡萝卜素等。用于高脂血症，动脉硬化，高血压病；蛲虫病。此外，民间尚有用来治疗血痢的。

葵花子、蜂蜜各适量，先将葵花子捣烂，加入温开水1杯，调入适量蜂蜜，每日早、晚各服1次，有良好润肠通便作用。炒熟者性燥热，不宜多食。

~ 胡萝卜 ~

性味平、甘，能健脾、化滞，治消化不良、久痢、咳嗽。

胡萝卜500g，挤汁，加蜜糖15g，水适量，炖半小时后服用，每日1次，连服数次。

❧ · 核桃 · ❧

核桃味甘、性温，可补肾、固精强腰、温肺定喘、润肠通便。主治肾虚喘嗽、腰痛、便秘。

核桃仁5个，白糖50g，共捣成泥入锅加黄酒50ml，用文火煮10分钟即成，每次10g，每日2次。服此方忌食辛热之品。

❧ · 胡核桃 · ❧

性味甘、涩、温，能补肾固精，温肺定喘，润肠通便。

胡桃核5个，每晚睡前嚼碎，温水送服。适用于大便干结，喜温畏冷，小便清长者。

❧ · 南瓜 · ❧

性味甘、温，有补中益气的作用。现代研究南瓜不仅是一种低糖低热量食品，而且所含丰富的纤维素有良好的通便作用。凡便秘之人，尤其是中老年体弱便秘者，食之最宜。

煮食炒菜均可。

❧ · 甜杏仁 · ❧

性味甘、平，能润肠通便。"甜杏仁有滋补性，内服具轻泻作用，并有滋补之效。"因此，对于年老体弱之人慢性便秘者，食之最宜。

每日10~15g，生嚼、炒食、煮粥、研末制羹、煎汤均可。

❧ · 猪肉 · ❧

性味平、甘、咸，能补肾养血、滋阴润燥；体弱便秘之人，食之尤宜。《随息居饮食谱》就说它能"利二便"，并介绍"治便秘：猪肉煮汤，吹去油饮。"

炒、煮、炖均可，每日在100g左右为宜。

❧ ·　猪油　· ❧

性味甘、凉，有补虚、润燥、解毒的作用；可治脏腑枯涩、大便不利、燥咳、皮肤皲裂等症。

可内服、熬膏或入丸剂。外用作膏油涂敷患部能润肠燥，通大便。《本草纲目》载有一法：将猪油100g放入搪瓷杯内，加蜂蜜100g，用文火烧沸后，停火晾凉，将猪油与蜂蜜搅拌均匀。每日2次，每次1汤匙，对肠燥便秘者尤宜。

❧ ·　海参　· ❧

为清补食物，既能滋阴润燥，又能养血通便。如《药性考》中说它"降火滋肾，通肠润燥"，并介绍"治虚火燥结：海参、木耳、入猪大肠煮食"。所以，对肠燥便秘，或血虚便秘，或年老体弱便秘者，食之颇宜。

每日1只即可，炒菜炖汤均可。

❧ ·　松子仁　· ❧

性味温、甘，具有滋阴养液、补益气血、润燥滑肠之功效，主治病后体虚，肌肤失润，肺燥咳嗽，口渴便秘，头昏目眩，自汗，心悸等病症。

①大米100g煮粥，熟前放入松子仁30g，煮至粥成，加糖食用。

②将适量松子仁研末，调入蜂蜜15ml，顿服。用于大便不通者。

～・菠菜・～

菠菜性味甘、平，有养血润燥通便作用，慢性便秘者宜常食之。内服：适量，煮食；或捣汁。《本经逢原》载："凡蔬菜皆能疏利肠胃，而菠菜冷滑尤甚。"《随息居饮食谱》中亦说："菠菜，开胸膈，通肠胃，润燥活血，大便涩滞及患痔人宜食之。"

将菠菜100g洗净，放入沸水中焯约3分钟，捞出沥水后切段，酌加芝麻油、食盐、味精拌匀即成。适用于大便不畅者。

～・红薯叶・～

生红薯叶250g，花生油适量，加盐适量炒熟后当菜吃，每日食2次。

～・荷叶・～

在夏天采集一些鲜荷叶晾干备用。用时，每日撕下一块干荷叶放在茶杯里用开水冲泡当茶饮，2天后便秘即缓解。

～・黑豆・～

把黑豆炒熟研末，用麻油调匀，每次饭前用温开水送服，每日2次，每次1汤匙。

～・酸奶・～

酸奶具有补虚开胃、润肠通便、降血脂之功，每日饮用1~2杯酸奶（125~250ml）为好，最好饭后半小时到1小时饮用。

～・洋葱・～

洋葱500g，洗净后切成细丝，拌入75g香油，腌制30分钟后加入盐末少许，每日3餐当菜吃，每次吃80g洋葱，2天吃完。

·柑桔皮·

用沸水煮半小时，把水倒掉后加20g糖并加水再煮20分钟。每日早晨服3匙。

·无花果·

取无花果七八个，洗干净，用开水浸泡2分钟，然后将果和水一起服用，坚持一段时间，即可治愈便秘。

·猕猴桃·

每日清晨起床后，空腹吃1~2个猕猴桃，隔1小时再进餐，治疗便秘的效果会比较好。

·柠檬·

新鲜柠檬一个、温开水一杯。将柠檬挤出汁加入温开水中，早上醒来空腹饮用。若觉太酸，可随自己意愿添加蜂蜜或果糖调味。可排肾毒、通宿便。

·牛奶·

性味甘、平，能补虚润肠，故凡体质虚弱，或病后产后，或年老之人便秘者，皆宜食之。

·燕麦·

性味甘、平，具用益肝和胃之功效，用于肝胃不和所致食少、纳差、大便不畅等。燕麦能滑肠通便，促使粪便体积变大、水分增加，纤维促进肠胃蠕动，从而发挥通便排毒的作用。将蒸熟的燕麦打成汁当作饮料来喝是不错的选择，搅打时也可加入其他食材，如苹果、葡萄，既能增加营养，又能促进排便。

～・香油・～

性味平，能润燥通便，适用于各种便秘。将香油放入锅里慢火加热到沸腾后晾凉，装入密闭的瓶中存放，存放期不可超过1周。每天早晨空腹喝一勺（0.5~1g），晚上睡前再喝一勺，几天之后就可见到效果。不过香油好闻，却很油腻，有时甚至会引起恶心、呕吐。因此可以用一勺香油加一勺蜂蜜（不可加水）；再如可以改成喝蛋花香油蜂蜜汤，其中香油和蜂蜜还是各一勺；也可做成香油紫菜汤等。慢性胆囊炎病人则应尽量避免。

～・香蕉・～

香蕉1~2个，冰糖适量。将香蕉去皮，加冰糖适量，隔水炖服，日1~2次，连服数日。或者用煮熟的香蕉一碗，去皮后加入蜂蜜5钱吃下，每日1次，适用于津枯肠燥之便秘。

～・落葵・～

俗称木耳菜、滑腹菜。性味甘酸、寒，能泻热滑肠，大便秘结者食之尤宜。

～・莲藕・～

熟藕性味甘、温，具有益胃健脾、养血补益、生肌、止泻的功效；适用于肺热咳嗽、烦躁口渴、脾虚泄泻、食欲不振及各种血证。能清除肠道污物，防止大便板结，刺激肠壁，防止便秘。

·木耳·

性味甘、平，是排毒解毒、消胃涤肠、和血止血的最佳食物。炒菜煮粥均可。适合从事粉尘环境中工作的人，特别应多食。

·桑椹·

能滋液润肠，适宜体虚之人肠燥便秘，也适宜慢性血虚便秘者服食。可用新鲜黑桑椹挤汁，每次服15ml，每日2次。或用鲜桑椹2kg，绞汁，白砂糖500g，将白砂糖放入铝锅内，加水少许，小火煎熬，待糖溶化后加入桑椹汁，一同熬成桑椹膏。每日2次，每次15g，开水化服，连服1周。

·食醋·

每日早晨空腹饮一汤匙醋（最好是陈米醋），然后紧跟着饮一杯温开水。习惯之后，醋的量可以减少，但不能少于半匙。陈醋含有多种氨基酸和多种对消化功能有帮助的酶类及不饱和脂肪酸，它能促进肠道蠕动、调节血脂、中和毒素，维持肠道内环境的菌群平衡，治疗习惯性便秘，且没有毒副作用。除了早晨空腹服醋以外，便秘者也可在每餐汤菜中放少许陈醋，不仅能使汤菜味道更鲜美，而且能治便秘。

·慈姑·

性味苦甘、微寒，能行血通淋、通便。含维生素B_1、维生素B_2较多，能增强胃肠的蠕动，是预防和治疗便秘的理想食品。煎汤煮食或捣汁外敷。

香菇

香菇含有大量粗纤维和水溶性纤维，而这些纤维可以很好地起到促进肠道蠕动的效果，增加排便，而且香菇作为菌类，所含的热量是比较低的，营养又比较丰富。

吃法：①香菇排骨汤：一般的香菇先用水泡软，再加入带点瘦肉的排骨即可。②卤金针菇：可以用卤的方式来料理金针菇，因为金针菇不会吸附油脂，所以不必担心与肉类同时卤，会吃进很多的油脂。③凉拌黑木耳：黑木耳切条状，加入滚水中烫，烫木耳放入冰水中增加脆度后捞出，放入日式和风酱拌匀，放置入味即可。④山药烩香菇：胡萝卜洗净，去皮，切成薄片；香菇洗净，切薄片；红枣洗净，泡水；葱洗净，切段；山药洗净、去皮，切成薄片放入水中加精盐浸泡。锅中倒入油烧热，爆香葱段，放入山药、香菇及胡萝卜炒匀，加入红枣及酱油，用中火焖煮10分钟至山药、红枣熟软，再加入精盐和胡椒粉调匀，即可食用。

猪大肠

①猪大肠一段，约15cm长，装入槐米15~20g、生地30g，再加些水，用草把大肠两端扎紧，入锅加水煎沸后，改用文火再煎20分钟至熟透，去药，饮汤吃大肠。每日1次。②将猪肥肠1根洗净后纳入黑芝麻100g，升麻15g，两端扎紧。将肠放入锅中，酌加生姜、黄酒、食盐、清水，文火煨熟即可取食。适用于便秘、脱肛者。

猪血

性味甘、温，是解毒清肠、补血养容、排毒养颜的理想食物。猪血中的血浆蛋白被人体内的胃酸分解后，产生一种解毒清肠分解物，能将有害粉尘及金属微粒排出体外。适合症状：长期接触有害有毒粉尘的人，特别是每日驾驶车辆的司机。

∾ 豇豆 ∾

性味甘平，有健脾肾、生津液的功效，特别适合于老年人，尤其是食少脘胀、呕逆嗳气的脾胃虚弱者。它含有丰富的膳食纤维，可加速肠蠕动，治疗和预防老年性便秘。其热量和含糖量都不高，饱腹感强，特别适合于肥胖、高血压、冠心病和糖尿病患者食用。豇豆的食用方法很多，素炒荤炒都好吃。素炒起锅前拍上两瓣蒜放进锅里去，味道更香。豇豆还可凉拌，将豇豆洗净焯好后摊开晾凉，然后加入醋、蒜、少量糖、油，爱吃芝麻酱的，可先用凉开水或醋将麻酱解开，再和豇豆一起拌。在陕西、河南等地还有一种吃法，把豇豆加入少量的面粉或玉米面，和匀后上屉蒸，熟后沾醋、蒜汁、辣椒油吃，既可以当饭，又可以当菜。豇豆还可制成四川泡菜，切碎与肉末同炒，俗称酸豆角炒肉，喝粥时当咸菜，味道也不错。

∾ 绿豆芽 ∾

性凉味甘，不仅能清暑热、通经脉，还能调五脏、利湿热。适用于热病烦渴、大便秘结等症。现代医学研究表明，绿豆芽除含蛋白质、脂肪、糖类、膳食纤维、多种维生素外，发芽过程中还能产生丰富的维生素C（干绿豆不含维生素C）。关于绿豆芽的通便减肥作用，绿豆芽宜用旺火快炒，炒时加点醋，既可减少B族维生素的流失，还可除去豆腥气。与韭菜同炒或凉拌，对便秘的治疗功效更好。此外，绿豆芽性寒凉，脾胃虚寒者不宜多吃。

二、治疗便秘的常用食疗方

ᢧ·猕猴桃番茄黄瓜汁·ᢧ

猕猴桃1个（洗净去皮）、鲜番茄1个（洗净），鲜黄瓜1条（洗净不去皮）。将以上3种水果用榨汁机榨成汁，分3次少加蜂蜜和水冲服（最好在饭前30分钟服），连服1周为1疗程。适用于老年便秘。

ᢧ·番泻鸡蛋汤·ᢧ

番泻叶5~10g，鸡蛋1个，菠菜少许，食盐、味精适量。将鸡蛋磕入碗中搅散备用。番泻叶水煎，去渣取汁，加入鸡蛋、菠菜、食盐，煮沸加味精即成。本方清热泻火，适用于实热便秘。

ᢧ·首乌决明茶·ᢧ

先将生何首乌切成薄片，将决明子在锅中炒暴（以不焦黑为度），然后装瓶备用。每日取何首乌5g、决明子3g放入茶杯，用沸水冲泡后加盖焖10分钟，即可代茶频饮，每日1剂。常饮此茶对缓解中老年人便秘有明显效果，并有调脂降压的作用

ᢧ·冰糖炖香蕉·ᢧ

香蕉2个，冰糖适量。香蕉去皮，加冰糖适量，隔水蒸熟即可。每日1~2次。该方清热润燥、解毒滑肠、补中和胃，适用于虚弱患者的便秘。

炒地瓜叶

地瓜叶500g，花生油30g，蒜姜、食盐适量。将地瓜叶洗净，空一下水，将花生油加热至七成，放入蒜瓣、姜丝、地瓜叶，翻炒两下后加入食盐适量，再翻炒两分钟，倒入盘中，即可食。地瓜叶含丰富的维生素A，能养胃通便，行气，大蒜含大蒜素能解毒消肿，行滞健胃。全方共达顺气行滞、通便之功效。该方适用于气秘，临床表现为，大便秘结，欲解不畅，嗳气频作，胸胁痞满，腹胀纳呆，舌苔薄腻，脉弦。

牛奶鸡蛋饮

将鸡蛋1枚去壳，放入牛奶250ml中搅匀，煮沸后待温，加入少许蜂蜜即成。晨起顿服。适用于习惯性便秘者。

枣薯汤

红薯200g，大枣50g，蜂蜜25g。将红薯去皮切碎，放入大枣，加水500ml，温火煎至约300ml时加入蜂蜜，再用温火煎5~10min，待冷却后即可服用。日1剂，分早晚2次空腹服用。连汤带渣服完，一般服3~5天见效。红薯内含大量淀粉及葡萄糖，具有和胃、润肠、通便之功效；大枣健脾和胃，养心安神；蜂蜜润燥滑肠。诸药合用，可健脾和胃、润肠通便。

地瓜小点心

地瓜1条，白木耳3朵，蜂蜜适量。地瓜去皮切块，白木耳泡软切碎后，两者一起加水煮烂，加入蜂蜜调味，当点心吃。一天吃2次，2餐之间吃。地瓜属淀粉类食物，容易产生胃酸，因此胃酸过多者勿食用。

∾· 魔芋蜂蜜 ·∾

把魔芋用轧汁机轧出来汁，放到锅里用小火烹制湖状，装到容器里，用蜂蜜调制，每天早晨空腹2勺。一定要坚持，可治疗久治不好的便秘。

∾· 香蕉水果汁 ·∾

香蕉半条、凤梨原汁300ml，木瓜半个。凤梨榨汁，再将香蕉切小段、木瓜削皮去子后，3种一起用果汁机搅拌均匀。1天喝1次，在2餐之间。现做现喝，不可放超过1小时，否则果汁容易氧化，效果会递减。由于此饮品较甜、含钾量也较高，胃酸及肾功能不好者勿饮用。

∾· 牛蒡清肠汁 ·∾

牛蒡原汁400ml，香吉士汁100ml。将牛蒡原汁加入香吉士汁中，即可饮用。每天空腹喝1次。

∾· 紫菜芝麻饭 ·∾

将100g烤紫菜剪成细丝，再将120g黑芝麻和120g白芝麻用擀面杖擀碎。把3种原料拌在一起储存在瓶子里，每餐舀一两勺和米饭拌在一起。

∾· 黑芝麻土豆汁 ·∾

土豆和黑芝麻各适量，先将适量土豆洗净，捣烂绞取汁浆，

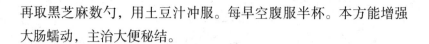

再取黑芝麻数勺，用土豆汁冲服。每早空腹服半杯。本方能增强大肠蠕动，主治大便秘结。

海带木耳餐

干海带半条，黑木耳3朵，香菇5朵，橄榄油、粗盐适量。海带、黑木耳和香菇，泡软切丝再加橄榄油、粗盐下锅煮熟。当配菜每天吃。海带属性滑嫩，会使得受精卵着床不易，因此孕妇勿食用。

芦荟红枣饮

芦荟3片，红枣15粒，寡糖20ml，水3000ml。芦荟削去边刺后，连皮带肉切小块，连红枣和水用大火滚后，小火续煮20分钟，滤渣加入寡糖调味。当作一天的解渴饮料。芦荟滑嫩，会使受精卵着床不易，孕妇勿食用。

苹果醋

苹果1000g，洗净晾干后，切成小块；冰糖400g。加水用文火煮化；酒曲一个，碾碎。将苹果、冰糖水、酒曲混合装入干净的小缸内密封。2周后打开搅拌10分钟，使空气进入。再过2周，即成。每日可饮用30~50ml。苹果醋不但有根除便秘的作用，还能抑制黑斑粉刺类皮肤病，有促进皮肤新陈代谢作用。

凤梨酵素饮

凤梨醋20ml，液体酵素30ml，寡糖20ml，冷开水500ml。将所有材料加在一起搅拌均匀，即可饮用。一天1~2次。凤梨的酵素较具刺激性，容易刺激伤口，胃溃疡患者勿饮用。

❧ · 醋蛋疗法 · ❧

鸡蛋1个，米醋180ml，将蛋放醋内2个昼夜后，敲破去壳搅匀，再放置4天后服用。日服2次，每次15ml。

❧ · 醋腌莲藕 · ❧

将莲藕焯一下，放入适量的糖、盐、醋和香油即可。醋腌莲藕可以存放在密封的瓶子里做每天早餐的小菜。

❧ · 醋拌圆白菜 · ❧

将500g的圆白菜加少许的盐，用开水焯一下。放凉后切成块，挤出水分。一杯醋、1/2杯的鱼汤、2勺酒、1/2勺盐和一根红辣椒拌在一起，煮后放凉。将圆白菜和汤料倒在一个密封的瓶子里储存1天即可食用。

❧ · 姜汁菠菜 · ❧

菠菜250g，生姜25g，酱油、食盐、麻油、味精、醋、花椒油少许。做法：①菠菜削去须根保留红头，再折成6~7cm的长段，用清水反复淘洗干净，捞出沥去水待用。生姜洗净后捣汁待用。②锅内注入清水约1000ml，烧沸后倒入菠菜略焯，约2分钟即可捞出沥去水，晾凉待用。③将姜汁和其他调料拌入菠菜，拌匀后即可食用。佐餐食之。通肠胃，生津血。对肠燥便秘有较好疗效，也可供老年便秘、习惯性便秘者食用。

❧ · 芝麻菠菜 · ❧

菠菜200g，芝麻50g，麻油5g，精盐2g，味精2g。将淘洗沥尽水的芝麻倒入锅中，用小火炒至起香，碾成粉末状待用。锅中放入清水旺火烧沸，投入菠菜，烫三四分钟，熟后捞起沥水，待凉后，加精盐、味精、芝麻油拌和均匀，装入盘中，洒上芝麻屑即成。此方对于预防老年便秘有一定益处。

⌒· 狗肉炖红薯 ·⌒

狗肉、红薯各250g，料酒、精盐少许。红薯去皮切块，备用。狗肉洗净切成小块，入锅中加入料酒，清水适量，精盐少许，上火煮沸，炖约1小时后入红薯，至烂为度。本方补中益气，温肾壮阳，宽肠通便。适用于夜多小便及习惯性便秘等症。因菜中有红薯，多食易吐酸，故胃溃疡和胃酸过多者不宜。

⌒· 紫菜汤 ·⌒

紫菜10g，香油2小勺，酱油、味精适量，每晚饭前半小时开水冲泡，温服。紫菜含有异常柔软的粗纤维、大量的钙、磷、铁、碘和多种维生素。适用于各种便秘。

⌒· 金蒜苋菜汤 ·⌒

蒜8瓣，苋菜120g，色拉油、盐适量。做法：加少量油在锅中，加热后放下蒜瓣，以慢火煎黄，在煎蒜的锅中加入适量水，煮开后放入苋菜，汤再度煮开后加盐调味即可。适用于各种便秘。

⌒· 桑椹瘦肉汤 ·⌒

桑椹20g，瘦肉250g，柚皮100g，片糖1块。做法：将柚皮去外皮留肉，晒干后留用，瘦肉和桑椹分别洗净，用4碗水，原料一起放入煲内，约煮3小时加片糖，再煮片刻便可。本方清热凉血、润燥滑肠，适用于肠燥便秘。

蕨菜木耳肉片

蕨菜15g，木耳6g，瘦猪肉100g，湿淀粉、油、盐、酱油、醋、白糖、泡姜、泡辣椒适量。做法：蕨菜用水浸漂后切段，木耳水泡发胀后洗净，瘦猪肉洗净后切片，用湿淀粉拌匀，锅中放油烧热后放入肉片，炒至变色，放入蕨菜、木耳及盐、酱油、醋、白糖、泡姜、泡辣椒，翻炒均匀即可。本方润肠通便，尤其对治疗老人津血不足、肠燥便秘、大便不利有效。

玉米须横月利汤

猪胰（猪横月利）、玉米须50g，芡实50g。制作：将猪胰去油膜，切数片，同药物加水5碗熬至1碗服之。若有糖尿病全身衰弱者加白术100g，黄芪100g（加多两碗水）。每日或隔日服1次。本方通便利尿，兼治糖尿病。

红杏炖雪梨

鸭梨5个，红杏、白糖适量。做法：鸭梨洗净，除去心和核，与红杏、白糖放在半碗水中，隔水炖1小时即可。红杏润肠下气通便；鸭梨清热生津润肺。本品有清热生津、润肠通便的功效，可治疗肠燥便秘。

海参汤

海参90g，冬笋15g，香菇5g，均切成薄片。熟火腿肉末3g，料酒、味精、葱段、姜片、猪油、鸡汤适量。油锅烧热后入葱段、姜片爆锅，倒入鸡汤，加入海参、冬笋、香菇、味精、料酒、精

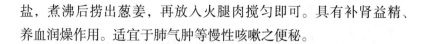

盐，煮沸后捞出葱姜，再放入火腿肉搅匀即可。具有补肾益精、养血润燥作用。适宜于肺气肿等慢性咳嗽之便秘。

·· 虾子海参 ··

干海参150g，盐3g，干虾子150g，味精3g，肉汤500ml，淀粉6g，葱、姜各15g，猪油30g，料酒30ml，酱油6ml。做法：将干海参、干虾子放入锅内沸水泡开洗净，再将海参放入锅内，加清水，用文火烧开待其发胀，直至海参发透。将发透的海参由肚内先划十字花刀，入开水锅内氽一下，捞出沥干水分备用；将虾子洗净盛入碗内，加上适量的水和酒，上笼蒸10分钟取出。将锅烧热，放入猪油，投入葱、姜煸炒后捞出，烹入料酒，加入肉汤、盐、酱油、海参、虾子，煨透成浓汤汁，用淀粉勾芡，加味精起锅。佐餐服食。本方补阴养血、补肾润燥，增强人体免疫功能。用于便秘、头晕、耳鸣症及癌症病人的辅助治疗。

·· 肠耳海参汤 ··

猪大肠300g，黑木耳20g，海参30g，调味品各适量。将猪大肠翻出内壁用细盐搓擦去污秽之物，洗净切段；海参用水发好切条状；木耳温水发好洗净；三者共放锅中加水及调味品文火炖煮30分钟，大肠熟后饮汤食肠。佐餐食之。本方滋阴清热，润肠通便。适用于阴虚肠燥之便秘的治疗。

·· 黄芪玉竹兔肉汤 ··

黄芪、玉竹各30g，兔肉500g，加水调味煲熟后服用。适用于排便无力，便后疲乏，汗出气短者。

·雪耳大枣汤·

雪耳10g，大枣15枚，冰糖适量，隔水炖1小时后服食。适用于便结难解，头晕心悸，面色苍白者。

·蜜胡桃·

蜂蜜100g，胡桃（核桃）肉100g，香油250g。将香油放锅内烧至七成熟，分次放入胡桃肉炸至黄酥，捞出控干油后捣成细末，加入蜂蜜搅成糊状，放干净容器内保存。每日1~2次，分5~10次服完。本方滋阴润燥，适用于老年性大便秘结。

·香菇桃仁汤·

香菇300g，鲜桃仁200g，鸡汤适量，淀粉、盐、料酒、白糖适量。香菇用水泡发备用，鲜桃仁上锅蒸熟备用，在鸡汤中加入适量盐、料酒、白糖，下锅煮沸，加入熟桃仁和泡发的香菇，煮熟后用淀粉勾芡即可。本方润肠通便，可辅治便秘。

·三丝牛蒡·

牛蒡1根，胡萝卜100g，黑木耳2朵，芹菜35g，乌梅3粒，槐花3g，灵芝12g，金线莲15g，盐、糖、香油、色拉油适量。用布将槐花、灵芝、金线莲包起来，备用。牛蒡洗净，切丝，泡入盐水中防止变黑。胡萝卜去皮、黑木耳去蒂，均洗净、切丝。芹菜去根部，切段。乌梅洗净备用。将洗净后的乌梅和药包放入锅中，加入适量水，煮开后改小火熬煮20分钟，滤出汤汁备用。锅中倒入适量色拉油，烧热，放入牛蒡、胡萝卜、黑木耳及药汁，焖煮3分钟，再加入芹菜及盐、糖、香油，翻炒均匀即可。本方清热、凉血、强健肠胃，对高血压和便秘等病具有改善功效。

⚘ · 当归苁蓉猪血 · ⚘

猪血125g，当归、肉苁蓉各15g，猪油、葱白、盐、鸡精、香油适量。当归和肉苁蓉放入砂锅，加水煮取药液去渣。猪血洗净后切块。将猪血块放入药液中煮熟，加猪油、葱白、盐、鸡精、香油等混合均匀，趁热空腹食用。本方养血、润肠通便，适用于血虚便秘患者。

⚘ · 牡蛎猪肉粥 · ⚘

发菜3g，牡蛎肉、瘦猪肉各60g，大米适量。将发菜、牡蛎肉洗净，瘦猪肉剁烂制成肉丸，用砂锅加适量清水煮沸，加入大米，放进发菜、牡蛎肉，同煲至大米开花为度，再放入肉丸同煮熟，吃肉食粥。适用于老年性便秘。

⚘ · 胡桃粥 · ⚘

胡桃10个，粳米100g。制作：将胡桃肉捣碎，粳米洗净，粳米、胡桃肉放入锅内，加清水适量，用武火烧沸后，转用文火煮至米烂成粥即可。用法：每日1次，作早、晚餐食用。大便稀薄者忌食用。功效：滋补肝肾。适用于肾虚便秘。

⚘ · 番薯粥 · ⚘

番薯50g，小米50g。制作：番薯洗净去皮，切成小块，小米淘净。共入锅中，加清水适量，用武火烧沸后，转用文火煮至米烂成粥。用法：每日2次，作早、晚餐食用。适用于胃弱阴虚之慢性便秘。

⁓ · 芝麻粥 · ⁓

黑芝麻仁6g，粳米50g，蜂蜜少许。制作：烧热锅，放芝麻入锅，用中火炒熟，并有香味时，取出，粳米淘净。粳米放入锅内，加清水适量，用武火烧沸后，转用文火煮，至米八成熟时，放入芝麻、蜂蜜，拌匀，继续煮至米烂成粥。用法：每日2次，作早、晚餐食用。适用于肝肾不足便秘。

⁓ · 牛乳粥 · ⁓

鲜牛奶250g，粳米100g，白糖适量。制作：粳米淘净后，放入锅内，加入清水适量，用武火烧沸后，转用文火煮至米烂成粥，再加白糖、牛奶，烧沸即成。用法：每日2次，作早、晚餐食用。适用于体质衰弱、气血亏损之便秘。吃过牛奶粥后，忌食酸性食物。

⁓ · 人乳粥 · ⁓

健康哺乳期妇女乳汁若干，粳米50g，酥油3g。制作：先煮粳米粥，临熟去汤下乳，再煮片刻，加酥油调匀即可。用法：任意食用。功效：补虚养血，润肺通肠。治虚人便秘，症见身体羸瘦、面色少华、大便干燥者。

⁓ · 蜂蜜粥 · ⁓

大米50g，蜂蜜适量。制作：将大米淘净，放入锅中，加清水适量煮粥，待熟时调入蜂蜜，再煮1~2分钟即成。用法：每日1剂，连续3~5天。功效：可补中缓急，润肠通便。

∽·酥蜜粥·∽

酥油15~30g，蜜糖15g，大米50g。制作：将大米煮沸后，加入酥油和蜜糖，文火熬成稀粥。用法：以间日食之为佳。适用于治疗老人便秘。

∽·红薯大枣粥·∽

红薯300g，大枣50g，蜂蜜25g。制作：将红薯去皮切碎，同大枣一起用水500ml武火煮至约300ml加入蜂蜜，再用文火煮5~10分钟即可。用法：早晚服用，连汤带渣同时吃，每日1剂，服3~4天见效。功效：除热通便。

∽·香蕉粥·∽

香蕉200g，粳米50g。制作：将水适量加热至沸点，把洗净之粳米倒入锅内，煮为稀粥，端锅前10分钟将香蕉去皮切为薄片放入锅内，至米花开，汤液粘，端锅即可食。用法：每日1~2次。香蕉又名蕉果，牙蕉。含淀粉、蛋白质、脂肪、糖分，维生素A、B、C、E等，能清热润肠解毒。粳米含蛋白质、脂肪、碳水化合物及核黄素等，能健脾养胃，全方共达清热润肠之功效。淡黄稀粥，香气幽幽，滑利可口，微甜不腻，可为药膳，又为老人、小儿补养之上品。该粥适用于热秘，临床表现为：大便干结，小便短赤，身热，心烦，腹胀腹痛，口干口臭，舌红苔黄，脉滑数，服用该粥，忌同时食用大量高蛋白，如鱼、肉、蛋等，以免形成胃石症。

∽·菠菜粳米粥·∽

菠菜200g，粳米30g。制作：先煮粳米粥，将熟，入菠菜，凡沸即熟。

【用法】每日1~2次。功效：本方和中通便。适用于体弱，久病大便涩滞不通。

◦◦ 黑芝麻粥 ◦◦

黑芝麻25g，粳米50g。制作：黑芝麻炒后研细末备用，粳米淘洗干净备用，黑芝麻与粳米放入锅内，加清水，旺火烧沸后，再改用小火煮至粥成。用法：每日1~2次。功效：本方重在滋补，尤宜于阴精不足，血虚津亏者。方中黑芝麻并能抗衰老，故又宜于老年体衰者选用。痰湿内盛及大便溏泻者不宜食用。

◦◦ 黄豆糙米南瓜粥 ◦◦

黄豆50g，糙米100g，南瓜120g，水、盐适量。制作：黄豆洗净并泡水3~4小时，糙米洗净泡水约1小时。南瓜去皮切小块备用。锅中加入黄豆和6杯水，用中火煮至黄豆酥软。加入糙米及南瓜，改用大火煮开。再改小火慢慢煮至豆酥瓜香即可。用法：每日食用1次。功效：南瓜含有丰富的果胶纤维素，有润肠通便、预防便秘和结肠癌的功效。黄豆含有丰富的蛋白质、膳食纤维、大豆异黄酮等，可降低胆固醇、防止血管老化。糙米中的米糠由于含有可溶性植物纤维，具有通顺肠道的作用，对经常便秘的人大有裨益，可促进肠道蠕动，加快排出废物，减少致癌物质对直肠的刺激。

◦◦ 桂花核桃冻 ◦◦

石花（洋菜15g），核桃仁250g，糖桂花少许，菠萝蜜适量，奶油100g。制作：核桃仁加水磨成浆，锅内放入清水250ml，石花15g，用中火烧至糖溶化，加白糖拌匀；再加核桃仁浆拌匀；最后将奶油放入锅搅匀；转用文火煮沸后，出锅倒入容器内。将核桃仁糖浆晾凉后，放入冰箱内，待核桃仁糖浆冻结后取出，用刀划成菱形块，装盘，撒上桂花，淋上菠萝蜜，再浇上冷甜汤或汽水即成。用法：当甜点食用。适用于无力性便秘者食用。

ᴥ · 猪油蜜膏 · ᴥ

猪油100g，蜂蜜100g。制作：猪油放入搪瓷杯内，加蜂蜜，用文火烧沸后，停火晾凉。将油与蜂蜜搅均匀即成。用法：每日2次，每次一汤匙。适用于肠燥便秘者食用。

第七章　治疗便秘的药膳

∽·苏麻粥·∽

【原料】

苏子 15g　　　　麻子 30g　　　　粳米 30g

【制作】先将苏子、麻子捣烂和水滤取汁，入米煮作粥。

【用法】空腹食用，可长期服。

【功效】顺气润肠。

【主治】适用于老人、妇女产后以及久病体弱者大便秘结艰涩。

∽·糯米粥·∽

【原料】

糯米 100g　　　槟榔 (炮制捣末) 15g　　　郁李仁 (去皮研为膏) 15g

火麻仁 15g

【制作】先以水研火麻仁滤取汁，入糯米煮作粥，将熟，入槟榔、郁李仁搅匀。

【用法】空腹食用，每日 2 次。

【功效】理气，润肠，通便。

【主治】胸膈满闷、大便秘结。

∽·首乌粳米粥·∽

【原料】

何首乌 30g　　　粳米 100g

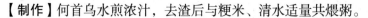

【制作】何首乌水煎浓汁，去渣后与粳米、清水适量共煨粥。

【用法】调味服食，日服2次。

【功效】润肠，通便，安神。

【主治】便秘、失眠。

∽·· 白术粥 ··∽

【原料】

白术40g　　　　大米60g

【制作】用白术水煎取汁，加大米煮为稀粥。

【用法】早晚服食。

【功效】健运脾胃，导滞通便。

【主治】脾胃虚弱、运化无力引起的老人便秘。

∽·· 决明粥 ··∽

【原料】

决明子10g　　　大米60g

【制作】取决明子炒香后水煮取汁，加大米60g煮为稀粥服食。

【用法】早晚服食。

【功效】明目滋阴，润肠通便，降压降脂。

【主治】患高血压、高血脂的便秘者。

∽·· 首乌红枣粥 ··∽

【原料】

首乌20~30g　　　大米60g　　　　　红枣10枚　　　冰糖适量

【制作】首乌先煎，再加大米、红枣煮粥。

【用法】每日服食1次。

【功效】补血通便。

【主治】血虚便秘。

ᐁ · 当归首乌红枣粥 · ᐁ

【原料】

当归20~30g　　　首乌20~30g　　　粳米100g　　　红枣10枚
冰糖适量

【制作】先将当归、首乌用纱布包裹，入水与米、枣一起煮粥，待粥成后取出纱布包裹，再入冰糖溶化后即可服食。

【用法】每日食1次。

【功效】补血通便。

【主治】血虚便秘。

ᐁ · 枸杞粥 · ᐁ

【原料】

红色枸杞30~50g　　　粳米50g　　　大红枣5个

【制作】枸杞先煮10分钟，再加入粳米、大红枣共煮粥，粥熟后加适量红糖食之。

【用法】每日食1次。

【功效】润肠通便、益气补血、补益肝肾。

【主治】肝肾亏虚便秘。

ᐁ · 人参黑芝麻饮 · ᐁ

【原料】

人参5~10g　　　黑芝麻15g　　　白糖适量

【制作】黑芝麻捣烂备用。人参水煎去渣留汁，加入黑芝麻及适量白糖，煮沸即可。

【用法】可作早、晚餐或点心食用。

【功效】补中益气。

【主治】气虚便秘。

❦· 参芪粥 ·❧

【原料】

党参10g　　　　黄芪10g　　　　大米50g　　　　白砂糖适量

【制作】将党参、黄芪切片，水煎取汁，加大米煮为稀粥。

【用法】每日1剂，连续3~5天。

【功效】健脾益气。

【主治】老年人气虚便秘。

❦· 薤白粥 ·❧

【原料】

薤白10g　　　　粳米50g

【制作】将米淘洗后与薤白同煮做粥如常法。

【用法】晨起作早餐服下。

【功效】通阳散结、行气导滞。

【主治】浊阴凝结便秘。

❦· 栗子玉米糕 ·❧

【原料】

栗子粉30g　　　玉米粉30g　　　芝麻仁适量　　　大麻仁适量

红糖适量

【制作】将芝麻仁淘净，沥去水分，炒香；大麻仁研为末，两味放入盆内拌匀，再加入栗子粉、玉米粉、红糖，用水和匀，做成糕坯，上笼武火熏15~20分钟即可。

【用法】每日1次，早晨食。

【功效】补肾润肠。

【主治】气虚便秘。

～·小米面茶·～

【原料】

小米面500g　　　芝麻酱45g　　　芝麻仁3g　　　香油适量

精盐适量　　　碱面适量　　　姜粉适量

【制作】将芝麻炒成焦黄色，擀碎，加入精盐，拌匀。锅内烧水，放入姜粉，水开后将和成稀糊的小米面倒入锅中，放点碱面，略加搅拌，开锅，盛到碗里，将芝麻酱和香油调匀，用小勺淋入碗内，撒上芝麻盐。

【用法】当点心吃。

【功效】润肠通便。

【主治】各种便秘。

～·桑椹芝麻粥·～

【原料】

桑椹24g　　　黑芝麻15g

【制作】桑椹加入煮沸的大米粥中，再加少量水及冰糖，用文火熬成稀饭。

【用法】每日1~2次，经常服用。

【功效】补肾益精。

【主治】肾精不足老年患者。

❧·芝麻杏仁饮·❧

【原料】

黑芝麻10g　　　甜杏仁8g　　　冰糖适量

【制作】将黑芝麻洗净，用小火烘干。杏仁洗净，晾干其表面的水分后，将这两者在大茶缸内捣烂，再用沸水冲泡，加入冰糖溶化即成。

【用法】代茶饮。

【功效】润肠通便，润肺止咳。

【主治】便秘，久咳多痰。

❧·桑仁粥·❧

【原料】

桑椹30g　　　糯米60g

【制作】取桑椹、糯米，冰糖适量，煮粥服食。

【用法】每日食用1~2次。

【功效】养肝益脑、滋阴明目、润肠通便。

【主治】肝阴亏虚便秘。

❧·松仁粳米粥·❧

【原料】

松仁15g　　　粳米30g

【制作】先煮粥，后将松仁和水作糊状，入粥内，待2~3沸。

【用法】空腹服用，每日1次。

【功效】补气养血通便。

【主治】气血不足所致便秘。

·麻仁栗子糕·

【原料】

芝麻仁适量　　火麻仁适量　　　栗子粉30g　　玉米粉30g
红糖适量

【制作】将芝麻仁淘净，沥去水分。火麻仁研成细末。芝麻、火麻仁末、玉米粉放入盆内拌匀，再加栗子粉、红糖、清水调和，做成糕坯。将糕坯上笼用武火蒸15~20分钟即成。

【用法】每日1次，作早餐食用。

【功效】润肠通便。

【主治】习惯性便秘。

·苏子麻仁粥·

【原料】

火麻仁40g　　紫苏子40g　　　粳米50g

【制作】将两药淘洗干净，烘干打成细粉，加入热水适量，用力搅匀，倾取上清药汁备用；粳米淘净入锅内，加入药汁，用文火徐徐煮熬成粥即成。

【用法】每日1次，佐餐食用。

【功效】润肠通便，养胃阴，益胃气。

【主治】老年津亏便秘，产后便秘和习惯性便秘等。

·郁李仁粥·

【原料】

郁李仁6g　　薏苡仁30g

【制作】将薏苡仁淘净备用；郁李仁研碎，放入锅内，加适量清水，用中火煮10分钟，去渣留汁，加上薏苡仁，注入适量清水，用文火煮至米烂成粥即可。

【用法】每日1次，早餐食用。

【功效】润燥滑肠。

【主治】大肠气滞，大便燥涩不通。

❦·大麻仁粥·❧

【原料】

大麻仁10g　　粳米50g

【制作】先将大麻仁捣烂水研，滤汁，与粳米煮作粥。

【用法】任意食用。

【功效】润肠通便，活血通脉。

【主治】产后血虚便秘、小便不通利、关节凝涩等。

【注意事项】大麻仁食入过量可致中毒，故不宜过量。

❦·当归桃仁粥·❧

【原料】

当归30g　　　桃仁10g　　　　粳米100g　　　冰糖适量

【制作】将当归、桃仁洗净，微火煎煮半小时，去渣，留汁，备用。粳米淘洗干净，加水适量，和药汁同入锅中，煮成稠粥，加冰糖适量，待冰糖溶化后即成。

【用法】早晨起床后，顿服或早晚分服。

【功效】补血润肠通便。

【主治】血虚肠燥便秘。

❦·五仁粥·❧

【原料】

芝麻10g　　松子仁10g　　胡桃仁10g　　桃仁 (去皮、尖，炒) 10g

甜杏仁10g　粳米200g

【制作】将五仁混合碾碎，入粳米共煮稀粥。

【用法】食用时，加白糖适量，每日早晚服用。

【功效】滋养肝肾，润燥滑肠。

【主治】中老年气血亏虚引起的习惯性便秘。

·∽ 枳实萝卜粥 ∾·

【原料】

枳实10g　　　　萝卜100g　　　　大米100g　　　　白糖少许

【制作】将萝卜洗净，切粒；大米淘净备用；将枳实择净，放入锅中，加清水适量，浸泡5~10分钟后，水煎取汁，加大米煮粥，待沸后，下萝卜粒，煮至粥熟时再调入白糖，煮一二沸即成。

【用法】每日1剂，连续3~5天。

【功效】顺气导滞。

【主治】气机郁滞所致的便秘。

·∽ 百合山药粥 ∾·

【原料】

百合100g　　　　山药100g　　　　粳米100g

【制作】将上3味一起煮成粥，加入适量蜂蜜、白糖食之。

【用法】任意食用。

【功效】益气养阴。

【主治】气阴两虚便秘。

·∽ 桃花粳米粥 ∾·

【原料】

鲜桃花瓣4g　　　粳米100g

【制作】前两味共煮成稀粥服用。

【用法】隔日1次。

【功效】本方滑肠通便。

【主治】便秘。

❧·香参炖大肠·❧

【原料】

木香10g　　　降香5g　　　海参10g　　　猪大肠1具

盐（适量）　　酱油（适量）　　葱（适量）　　姜（适量）

味精（适量）

【制作】将海参泡发洗净切片，猪大肠洗净切细，降香、木香装入纱布袋中。锅内加水适量，入大肠煮沸去沫，加葱、姜煮至肠将熟时，放海参、药袋，煮大肠极软，再加适量盐、味精、酱油，稍煮即成。。

【用法】每日食1次。

【功效】行气、养血、通便。

【主治】气滞兼津亏便秘。

❧·苁蓉羊肉粥·❧

【原料】

肉苁蓉20g　　精羊肉60g　　大米60g

【制作】取肉苁蓉水煎取汁，加精羊肉、大米煮为稀粥，调味服食。

【用法】每日食1次。

【功效】益肝肾，补精血，润肠通便。

【主治】肝肾亏虚便秘。

❧· 苁蓉羊肾羹 ·❧

【原料】

肉苁蓉30g　　羊肾1对　　　葱(少许)　　　姜(少许)

食盐(少许)　　酱油(少许)　　味精(少许)　　香油(少许)

淀粉(适量)

【制作】羊肾洗净细切用酱油、淀粉拌匀备用，锅内加水适量，下苁蓉约熬20min去渣留汁，再下羊肾入锅同煮至熟，放葱、姜、盐、味精、香油，搅匀即成。

【用法】每日食1次。

【功效】温阳通便。

【主治】阳虚便秘。

❧· 当归苁蓉羊肉生姜粥 ·❧

【原料】

当归20g　　　肉苁蓉20g　　　羊肉60g　　　粳米100g

生姜15g

【制作】先将当归、肉苁蓉及羊肉煮熟。再取出羊肉，切碎，放入粳米、生姜，一同煮粥。

【用法】每日食1次。

【功效】温补肾阳，散寒通便。

【主治】阴寒凝结、肾阳亏虚型便秘。

❧· 桑椹芝麻糕 ·❧

【原料】

桑椹30g　　　黑芝麻60g　　　麻仁10g　　　糯米粉700g

白糖30g　　　粳米粉300g

【制作】黑芝麻放入锅内，用文火炒香。桑椹、麻仁洗净后，放入锅内，加清水适量，用武火烧沸后，转用文火煮20分钟，去渣留汁。将糯米粉、粳米粉、白糖放入容器内，加药汁，清水适量，和成面团，做成糕，在每块糕上撒上黑芝麻，上笼蒸15~20分钟即成。

【用法】每日2次，早、晚餐服用。

【功效】润肠通便。

【主治】老年人肠燥便秘。

∽· 柏仁黄精蜜酒膏 ·∾

【原料】

柏子仁100g　　黄精100g　　　蜂蜜250g　　　白酒250g

【制作】先将柏子仁放入白酒内浸泡，6~7小时后取出晒干待用；黄精捣碎加清水适量，文火煎取浓汁，再放入柏子仁继续文火熬至浆糊状，加入蜂蜜搅熬成膏；凉后盛入玻璃瓶中蜜封备用。

【用法】每日1~2次，每次2汤匙，空腹服，用温开水或温黄酒送下。

【功效】润肠通便。

【主治】老年人大便秘结。

∽· 黄芪蜂蜜饮 ·∾

【原料】

黄芪30g　　　陈皮10g　　　蜂蜜30g

【制作】黄芪、陈皮加水煮20分钟取汁300ml，兑入蜂蜜搅匀即可服。

【用法】每日服1次。

【功效】益气润肠通便。

【主治】气虚型便秘。

❧· 黄芪苏麻粥 ·❧

【原料】

黄芪10g　　　　苏子50g　　　　火麻仁50g　　　粳米250g

【制作】将黄芪、苏子、火麻仁洗净，烘干，打成细末，倒入200ml温水，用力搅匀，待粗粒下沉时，取药汁备用。洗净粳米，以药汁煮粥。

【用法】每日食1次。

【功效】益气润肠通便。

【主治】气虚便秘。

❧· 合和酒 ·❧

【原料】

甜杏仁60g　　花生油40g　　　地黄汁150ml　　大枣30g

生姜汁40ml　　蜂蜜60g　　　　白酒1500ml

【制作】将生姜汁，同白酒、花生油搅匀，倒入瓷坛内；将蜂蜜重炼，将捣烂的杏仁，去核的大枣，同蜂蜜一起趁热装入瓷坛内，置文火上煮沸；将地黄汁，倒入冷却后的药液中。密封，置阴凉干燥处，7日后开封，过滤，备用。

【用法】口服。每日早、中、晚作膳饮服，以不醉为度。

【功效】补脾益气，调中和胃，养阴通便。

【主治】气机不舒、食欲不振、肠燥便秘等。

·大枣五仁泥·

【原料】

松子仁100g　　麻子仁100g　　柏子仁100g　　黑芝麻100g

杏仁100g　　　大枣500g

【制作】大枣煮熟，去皮仁，制成枣泥；以上五仁捣为细碎与枣泥混匀，置一密闭容器内备用。

【用法】每日早晚各一小匙。

【功效】养血润燥通便。

【主治】血虚型便秘。

第八章 便秘的外治法

一、纳肛法

1.蜂蜜方

①蜂蜜30g，温开水100ml，将其调匀制成灌肠液，必要时予以灌肠，可用于顽固性便秘。

②蜂蜜250g，皂角30g，先将皂角研为细末，蜂蜜放入砂锅中用微火煎，待浓缩后加入皂角末，熬至能成丸时即可，将其搓制成小手指般粗、长约5cm的栓剂，待冷变硬塞入肛门，有润肠通便功效，适用于大便秘结。

③蜂蜜适量，葱白（小指粗）1根，将葱白洗净，蘸上蜂蜜，徐徐插入肛内5~6cm，来回抽擦2~3次后拔出，约20分钟即欲大便。如仍不排大便，再插入葱抽擦2~3次即通。

2.提盆散

草乌为极细末，葱白一根，蘸草乌末纳肛门即通，此即霹雳箭，能治大小便不通。方中草乌祛风湿、散寒止痛，葱白辛温通阳，合用可治冷秘。

3.生姜

切生姜1块，成约6cm长的小条，蘸淡盐水插入肛门，可促通便。适应于寒秘。

4.火麻仁60g，大黄15g，郁李仁30g。共研细末，炼蜜调和诸药，冷却后捏成条状，长3cm，塞入肛门，每次1支，每日2次。

5.皂角1条，红糖60g，葱白60g，先将红糖熬煎浓缩倒出，冷却后搓成条状，长3cm，再将皂角煨黑，存性研末，葱白捣汁，最后糖条浸葱白汁，再粘上皂角末，塞入肛门内。

6.蜂蜜适量，微火熬炼，待冷后作成栓剂，每个粗如手指，长约3cm，每次取一枚塞肛门。

7.咸菜条插肛法

用咸菜条1根长约3~5cm，插入肛门。

8.肥皂条插肛法

切取肥皂条一根，长约3~5cm，插入肛门。保留片刻，即可通便。插条时令便秘者张口呼吸，手法要轻。

二、外敷法

1.敷脐腹法

（1）如匀气散

【原料】

连须葱一根，姜一块，盐一捻，淡豆豉21粒。

【用法】上药同捣为饼，烘热掩脐中，以帛扎定。良久，气透自通，不然再换1剂。

（2）腑行膏

【原料】

大黄30g	元明粉30g	生地30g	当归30g
枳实30g	厚朴15g	陈皮15g	木香15g
槟榔15g	桃仁15g	红花15g	

【用法】麻油熬，黄丹收，贴脐。

（3）热熨疗法

【原料】

大黄30g	巴豆15g	葱白10根	麝香0.9g

【用法】大黄、巴豆研末，酒曲和成饼，加麝香，贴脐上，布

护火熨，觉腹中响甚，去之。

（4）膏摩疗法

摩脐方：当归60g，大黄30g，芒硝、甘草各15g。

【用法】煎汤摩腹，或熬膏贴。

（5）用大戟粉1.5g（或甘遂粉1.5g），枣肉10个，共捣成膏状贴于脐。可通大便，治疗顽固性便秘。

（6）大葱白200g，白胡椒100g，共捣烂成糊状。用薄膜贴于左"腹结穴"处。可通大便，治疗顽固性便秘。

（7）肉苁蓉150g，硫黄6g，共捣泥，一半敷脐上，一半握在手心。主治老年人阳虚便秘，肢体发冷，尿清腰酸等。

（8）大田螺3个，捣烂，加少许青盐，敷气海穴（脐下），适用于热性便秘。

（9）葱白250g，捣烂成饼，敷于神厥穴（肚脐），上盖厚布块，用茶壶盛满开水热熨，每日1~2次，每次30分钟或以壶冷却为度。适用于寒性便秘。

（10）生附子15g，苦丁茶10g，制川乌10g，白芷10g，胡椒3g，大蒜10g。共打碎炒烫，装入布袋，置神厥穴，上加热水袋，保持温度，每日1~2次，每次30分钟。

（11）枳实、麦麸、青盐各等份，炒至发烫，装入布袋置神厥穴，上加热水袋，以保持温度，每日1~2次，每次30分钟。

2.足疗便方

（1）大黄5~10g，研为粉末，用醋调为稀糊状，置伤湿止痛膏中心，贴双足心涌泉穴，10~15小时后取下，一般用药一次即见效。可清热消积，导滞通便。

（2）芒硝5g，研为细末，置伤湿止痛膏中央，外敷双足心涌泉穴处，每日一换，连续3~5天。可清热导滞。

（3）生大黄、焦山楂各等量。将二药择净，研为细末，装瓶备用。使用时每次取药末10g用米醋或清水适量调为稀糊状，外敷于患儿双足心涌泉穴及肚脐孔处，敷料包扎，胶布固定，每日一换，连续3~5天。可清热导滞，消积化食。

（4）生大黄、鸡内金各等量，择净研为细末，装瓶备用。使用时每次取药末10g，用米醋或清水适量调为稀糊状，外敷于双足心涌泉穴及肚脐孔处，包扎固定，每日一换，连续3~5天。可清热导滞，消积化食。

3.外敷其他部位

（1）商陆根10g，研为细末，水调为糊状，贴鸠尾穴（肛门后上方）。

（2）握药通便法：取巴豆霜，干姜，良姜，白芥子，甘遂，槟榔各等量共研细末，以米饭合丸。清晨起床后或早饭后，用花椒水洗手，双手掌心涂些香油，各握一药丸。治疗虚寒性便秘（冷秘），据报道，一般握药20分钟即可泻下通便。

4.塞鼻法

（1）取香油200ml，放锅中加温，待表面取烟时，加入20g紫草，搅拌片刻，候温，用纱布漏取红色药液，瓶装备用。用时将蘸有紫草油的棉球塞于一侧鼻孔内，1小时后取出，再另取一棉球蘸紫草油后塞入另一侧鼻孔，每日每鼻孔各塞2次。治疗便秘，效果较好。

三、按摩

（一）按穴位

1.点揉腹结穴和气海穴

位置：腹结穴位于下腹部，大横穴下1.3寸，距前正中线4寸。气海穴位于下腹部，前正中线上，脐中下1.5寸。

按摩方法：将双手拇指指腹按压住同侧腹结穴后稍加压力，

感到酸胀为佳，然后顺时针方向点揉1分钟；再用一手拇指点揉气海穴，力度同腹结穴，同样操作1分钟。

2.点揉尺泽穴和曲池穴

位置：尺泽穴位于肘横纹中，肱二头肌腱桡侧凹陷处。曲池穴位于肘横纹外侧端，屈肘，尺泽穴与肱骨外上髁连线中点。

按摩方法：以一侧拇指指腹按住尺泽穴，轻轻揉动，以酸胀感为宜，每侧1分钟，共2分钟。曲池穴操作同尺泽穴。此二穴为上肢治便秘要穴，尺泽穴为肺经穴位，曲池穴为大肠经穴位，二者相配能有效促进大便排出，效果显著。

3.点揉合谷穴

位置：合谷穴位于手背，第1、2掌骨间，第2掌骨桡侧的中点处（简便取穴：以一手的拇指指骨关节横纹，放在另一手拇、食指之间的指蹼缘上，拇指尖下便是此穴）。

按摩方法：以一侧拇指指腹按住合谷穴，轻轻揉动，以酸胀感为宜，每侧1分钟，共2分钟。合谷穴是全身四大保健穴之一，也是清热止痛的良穴，可以有效缓解因便秘造成的头晕、食欲不振、情绪烦躁、黄褐斑、痤疮和腹痛等症。

4.按揉支沟穴

位置：支沟穴位于前臂背侧，阳池穴与肘尖的连线上，腕背横纹上3寸，尺骨与桡骨之间。

按摩方法：以一侧拇指指腹按住支沟穴，轻轻揉动，以酸胀感为宜，每侧1分钟，共2分钟。支沟穴是治疗便秘的特效穴，各型便秘均可使用。

5.按揉内庭穴

位置：内庭穴位于足背，第2、3跖骨结合部前方凹陷处。

按摩方法：以一侧拇指指腹按住内庭穴，轻轻揉动，以酸胀感为宜，每侧1分钟，共2分钟。内庭穴是泻胃火的效穴，此穴对

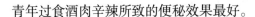

青年过食酒肉辛辣所致的便秘效果最好。

6. 按揉三阴交穴

位置：三阴交穴位于小腿内侧，足内踝尖上3寸，胫骨内侧缘后方。

按摩方法：以一侧拇指指腹按住三阴交穴，轻轻揉动，以酸胀感为宜，每侧1分钟，共2分钟。三阴交穴是滋阴润燥的要穴。特别适用于年老体衰的便秘。

7. 抹任脉

位置：两乳头之间中点到脐下一掌宽小腹的中点连线。膻中穴位于胸部，前正中线上，平第4肋间，两乳头连线的中点。中极穴位于下腹部，前正中线上，脐中下4寸。

按摩方法：患者仰卧或正坐，用左手或右手的拇指，从膻中穴沿着任脉（腹部正中）抹到中极穴，方向始终由上向下，操作20次，力量不宜过大，但是要紧贴皮肤。

8. 掌揉天枢穴和大横穴

位置：天枢穴位于腹中部，平脐中，距脐中2寸。大横穴位于腹中部，距脐中4寸。

按摩方法：将自己两掌平放于中腹，两中指正对于脐中，稍加用力后顺时针方向揉动，令腹内有热感为佳。

9. 揉迎香

位置：在鼻翼外缘中点旁，当鼻唇沟中。

按摩方法：两手中指按压两侧迎香穴5~10分钟，出现酸痛为止，可刺激大肠，治便秘和大便困难。

10. 揉人中

位置：位于上嘴唇沟的上三分之一与下三分之二交界处。

按摩方法：用食指自我按揉人中穴，每次顺时钟方向36次，逆时钟方向36次，每天数次。坚持按摩，可防治习惯性便秘。

11.按揉大肠俞

位置：在腰部，当第4腰椎棘突下，旁开1.5寸。

按摩方法：以手指指面向下按压，或做圈状按摩。

12.揉足三里

位置：位于小腿前外侧外膝眼（犊鼻穴）下3寸，胫骨前嵴外侧一横指处。

按摩方法：每次按压10~15分钟，每日2次。具有调理脾胃、疏通经络、解痉止痛之效，并有强壮作用，尤适宜气血亏虚所致之便秘。

13.按石门

位置：位于正中线上，脐下两寸处。

按摩方法：每次按压10~15分钟，每日2次。具有补肾培元之效，尤适宜阴寒凝结所致之便秘。

（二）按手

左手拇指用劲按右手掌心数次，捏大拇指到小指，从指根到指端，一段段捏上再捏下数个来回，每指捏完再重捺掌心，再换右手按左手。眼睛闭着，全神贯注做手指操。坚持半年可见效。

手穴治疗：取牙签5根，用胶布捆紧，使其尖部呈梅花状，点压大肠穴、小肠穴，并可与三焦穴、肾穴、肝穴相配伍，双手交替治疗。每次3~5min，每日2次，连续2~3天。一般按压2天即可感觉肠蠕动增强，第3天即可见大便排出。为巩固疗效，防止便秘，可坚持每日点按各穴，连续数日。

（三）摩揉全腹

1.操作方法

仰卧，全身放松。双手摩擦至生热。乘手心热时，将一只手手心按于肚脐上，另一只手叠放于其上。先按顺时针方向绕脐部揉腹50次（或5~10分钟）。再按逆时针方向揉腹50次（或5~10分钟）。如果便秘病人，欲求排便，则主要取顺时针按揉。按揉时用力要适度，动作要轻柔，呼吸要自然。

2.揉腹时间

揉腹按摩可随时进行。但一般最好选择晚上入睡前，或早晨醒来起床前。每天1~2次。

3.注意事项

①揉腹前应排空小便。②不宜在饭后、过饱或过于饥饿的情况下进行。③恶性肿瘤，如结肠癌等便秘者不宜用揉腹法。④揉腹时出现腹内温热感、饥饿感，或有便意、肠鸣、排气等属正常现象。

4.适应证

①习惯性便秘、儿童一般便秘、老年人便秘等功能性便秘。②对肥胖伴便秘者，用揉腹法不仅能治疗其便秘。还可减肥。③对冠心病、高血压、肺心病、糖尿病等病人，不仅可作为辅助疗法而且能防治其便秘。④中风病人由于偏瘫、卧床、活动不能或不便极易发生便秘。揉腹按摩能促进胃肠运动达到通腹排便作用。⑤健康人，无论男女老幼坚持揉腹按摩既能保健养生，又能预防便秘。

四、艾灸

中医学认为，饮食入胃，先经脾胃运化，吸收其精华之后，所剩糟粕，最后由大肠传送而出，形成大便。若肠胃受病，或因燥热内结，或因气滞不畅，或因气虚传送无力、肠道干涩，以及阳虚体弱、阴寒凝结等，皆能导致各种不同性质的便秘。

1.肠道实热

临床表现：大便干结，数日不通，腹中胀满疼痛，喜冷恶热，口臭，咽喉干燥，舌红苔黄，或口舌生疮。

艾灸方法：宜选用足阳明胃经穴位进行治疗。艾条温和灸：点燃艾条，火头距离穴位处皮肤2~3cm进行熏烤，使皮肤有较强的刺激感，火力要壮而短促，以达消散邪气之效。每穴灸5分钟左右，若皮肤产生小疱，任其自然吸收，但不要产生大的瘢痕，刺激以能忍受为度。

艾灸穴位：上巨虚，大椎，归来，水道，天枢，内庭

2.肠道气秘

临床表现：大便多日不通，干结或不干，嗳气频作，精神抑郁，小腹胀痛，舌苔薄腻。

艾灸方法：宜选用足厥阴肝经、手少阳三焦经穴进行治疗。

艾灸温和灸：点燃艾条，火头距离穴位处皮肤2~3cm进行熏烤，使皮肤有较强的刺激感，火力要壮而短促，以达消散邪气之效。每穴灸5分钟左右，若皮肤产生小疱任其自然吸收，但不要产生大的瘢痕，刺激以能忍受为度。

艾灸穴位：太冲，大敦，大都，支沟，天枢

3.脾弱气虚

临床表现：大便干结如栗，临厕努挣无力，挣则汗出气短，便后倦怠，疲乏懒言，腹部胀痛，妇人经期乳胀，舌淡嫩，苔白。

施灸方法：宜选用足太阴脾经、任脉经穴进行治疗。艾灸温和灸：点燃艾条，火头距离穴位处皮肤2~3cm进行熏烤，使皮肤有较强的刺激感，火力要壮而短促，以达消散邪气之效。每穴灸10~15分钟左右，每次4~5个穴。每日1次，5~7次为一疗程。每若皮肤产生小疱，任其自然吸收，但不要产生大的瘢痕，刺激以能忍受为度。

艾灸穴位：脾俞，气海，太白，三阴交，足三里

4.脾肾阳虚

临床表现：大便艰涩难以排出，临厕努挣，腹中冷痛，手足

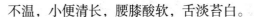

不温，小便清长，腰膝酸软，舌淡苔白。

艾灸的方法：宜选用足少阴肾经、督脉经穴进行治疗。艾条温和灸。艾条火头距离穴位3cm左右进行熏烤，使火力温和缓慢透入穴下深层，皮肤可有温热舒适而无灼痛感。每次选4~5穴，每穴灸10~15分钟，至皮肤稍起红晕即可。每日灸1次，5~7日为一疗程。

艾灸穴位：肾俞，大钟，关元，承山，太溪

5.阴虚肠燥

临床表现：大便干结，如同羊粪，排便困难，往往数周一次，咽喉干燥少津，面色无泽，心慌头晕，舌质淡或红少津，脉细或细数无力。

艾灸方法：宜选用足少阴肾经、任脉经穴进行治疗。艾条温和灸。艾条火头距离穴位3cm左右进行熏烤，使火力温和缓慢透入穴下深层，皮肤可有温热舒适而无灼痛感。每次选4~5穴，每穴灸10~15分钟，至皮肤稍起红晕即可。每日灸1次，5~7日为一疗程。

施灸穴位：大肠俞，天枢，支沟，上巨虚。

五、耳穴

耳穴压贴是祖国医学独具特色的外治法之一，具有平衡阴阳、调理脏腑、疏通经络、清热降火、扶正祛邪、养血安神、清利湿热、活血止痛、通便排石的功效，而且操作简便、耗费低廉，可用于多种疾病的辅助治疗。刺激耳穴，就能调整经脉，传导感应，调整虚实，使人体各部的功能活动得到调整，以保持相对平衡而达到治疗疾病的目的。

现代医学生物全息理论全息研究发现，耳穴是机体信息的反应点和控制点，有丰富的神经支配耳廓，因此，耳廓的穴位对各种刺激的反应有高度敏感性。疾病状态下，病理性刺激的传入冲动与接受这些冲动的相应神经元之间的兴奋性联系增强，并提高相关耳穴的感觉阈与敏感性。而外在治疗方法所产生的良性刺激传入冲动，或者产生强烈的兴奋性，按优势原则使邻近原有的病理兴奋性被抑制，从而阻断了病理冲动的恶性循环，代之以正常的生理调节，致使病患减轻或消失。耳穴压贴对便秘的影响，主要是刺激穴下神经，以及药物透皮吸收，提高了自主神经反射与副交感神经兴奋，从而增强肠蠕动和便意刺激，并建立正常的生理调节机制。

（一）耳穴压贴的常用穴位及功效

1.主穴

肺：耳甲腔中心凹陷处、心区下方，有清泄腑实、利湿导滞之功。

胃：耳轮脚消失处，有和胃消食导滞之效。

大肠：在耳轮脚上方的内1/3处，主传导糟粕，有清热通便之效。

小肠：在耳轮脚上方的中1/3处，主消化吸收，有清热利湿、通便之效。乙状结肠：左耳大肠、小肠两穴之间。有清热通便之效。

三焦：外耳道孔下方与对耳屏内侧下1/2连线中点，有理气健脾、补肾利水之效，在治疗中是要穴、气穴、广谱穴。

2.配穴

脾：耳甲腔外上方，在耳轮脚消失处与轮屏切迹连线的中点。有清热利湿，补气通便之效。

肾：对耳轮上、下分叉处直下方的耳甲艇处。壮阳气，利水道，为对症穴。

内分泌：耳甲腔底部，屏间切迹内0.5cm处。有调节内分泌功能和消化吸收功能。

神门：三角窝外上象限 1/3 处。有清利湿热之效。

辨证选穴

实秘：大肠、小肠、乙状结肠、肺、胃、三焦、神门。

虚秘：胃、小肠、大肠、脾、肾、内分泌、三焦。

一些便秘者可表现为本虚标实之证，故根据当时的主证选穴。如：有一些病例在早期选用的是实证穴，后期可根据病情变化选取虚证穴位压贴。

（二）耳穴压贴的操作手法和注意事项

1.操作方法

清洁耳穴周围皮肤，选取相应耳穴；将胶布剪成 0.5cm×0.5cm 大小，中间置王不留行子或其他药丸一粒成药贴，或直接选用耳穴磁珠贴；以探棒将药贴敷贴于所选穴位上，用食拇指循耳前后按压至酸沉麻木，或疼痛灼烧为得气，一般按压 3min，一次选穴 5 个，每日按压 3 次，每次每穴 3min，刺激量以最大耐受量为准；5 天换贴 1 次，两耳交替进行；一般 30 天为 1 个疗程或根据病情适当延长疗程。

2.注意事项

耳廓皮肤有炎症或冻伤者，不予使用；严重耳鸣者禁忌采用磁珠贴；操作时，要安全使用探棒，不可用尖头的锐器，避免皮肤损伤或走穴不准确；避免胶布潮湿或污染，防止皮肤感染；夏天炎热，汗多者，耳穴压贴留置时间一般为 4 天，休息 1 天后再压贴；对胶布过敏伴痒感者，可取下胶布休息 3 天后再压贴。根据中医理论辨证选学、配穴，掌握好穴位的特性及主要功能，更好地发挥穴位的协同作用。选穴组方中穴不宜太多，通常 5 穴，在治疗过程中，穴位要轮换选用以免气息减弱，从而影响疗效。

六、刮痧

刮痧疗法是临床上常用的简易治疗方法，历史悠久，流传甚广。刮痧疗法具有解表驱邪，通经活血行气，清热解表等功效。根据现代医学分析，其主要原理是作用于神经和循环系统，使神经系统兴奋，血液及淋巴液回流加速，循环增强，新陈代谢旺盛，从而加强对疾病的抵抗力及治疗疾病。根据便秘的不同证型，选择不同的穴位进行操作。

（一）实证便秘

症状：以大便秘结，嗳气频作，腹中胀痛，纳食减少为主要症状。

选穴：大肠俞、小肠俞、天枢、肾俞、大椎、内庭。

刮拭顺序：先刮颈部大椎穴，然后刮背部肾俞至大肠俞、小肠俞，再刮腹部天枢穴，最后刮内庭。

刮拭方法：泻法。在需刮痧部位涂抹适量刮痧油。先刮颈后高骨大椎穴，用力要轻柔，不可用力过重，可用刮板棱角刮拭，以出痧为度。刮拭背部肾俞至大肠俞、小肠俞穴，用刮板角部由上至下刮拭，30次，出痧。刮拭腹部正中线天枢穴，用刮板角部自上而下刮拭，30次，出痧为度。最后用刮板角部重刮足部内庭穴，30次，可不出痧。

（二）虚证便秘

症状：表现为虽有便意，临厕努挣乏力，挣则汗出短气，便后疲乏，大便并不干结，面色苍白。

选穴：大肠俞、小肠俞、天枢、肾俞、足三里、气海、三阴交。

刮拭顺序：先刮背部肾俞至大肠俞、小肠俞，然后刮腹部天枢至气海，再刮下肢三阴交，最后刮下肢外侧足三里。

刮拭方法：泻法。在需刮痧部位涂抹适量刮痧油。先刮颈后高骨大椎穴，用力要轻柔，不可用力过重，可用刮板棱角刮拭，以出痧为度。刮拭背部肾俞至大肠俞、小肠俞穴，用刮板角部由上至下刮拭，30次，出痧。刮拭腹部正中线天枢穴至气海穴，用刮板角部自上而下刮拭，30次，出痧为度。最后用刮板角部重刮下肢内侧三阴交穴和外侧足三里穴，各30次，可不出痧。

七、运动疗法

1.体操

早上在床上作的体操。主要作腹肌锻炼，病人仰卧，举起双足，使之能把双足与身体成30度角持续一分钟，然后两脚用力反弹起身。以上动作可反复作十几次。

增强腹肌，引发便意，打开双脚与肩同宽，放松肩部，上身前倾，用左手摸右脚趾。这个动作的重点是，膝盖要伸直，弯腰扭动身体。起身，双手撑腰，上身后仰，腹部尽量往前凸出。以后重复上述动作。右左手交替摸左右脚趾。

最后作足部的屈伸体操，从直立的姿势直接蹲下，双手拄地，后起身直立，反复几十次。可促进肠道运动，并且能健美。

2.倒立疗法

我们的内脏是靠腹膜、韧带或肌肉的支撑，各安其位，一旦支撑力减弱，内脏往往下垂。一般而言，便秘患者的内脏支撑力减弱，因而大肠的蠕动也低下。为防止内脏下垂，我们可做倒立运动，身体一倒立，下垂的内脏自然回位，且向上提升到胸部，结果可促进大肠的蠕动。内脏通过反复的倒立而上下移动，无形中强化了支撑它的韧带和肌肉，内脏下垂则得以治疗，而肠蠕动增强的结果，其便秘也得到治疗。再者由于倒立可以增强腹肌，所以排便时的腹压也增大。倒立使足部的血流回头部，促进全身的血液循环，提高新陈代谢，激活全身机能，肠蠕动自然可以增强。从上述分析看，倒立运动对便秘的病人有一定的好处。

3.腹式呼吸

正常人一分钟大约呼吸16~20次，依此估计，一天则约呼吸二万六千次左右。可是由于大部分是浅呼吸，所以肺脏未能全部利用，体内的污浊空气未能全部排出。为了让这些气体排出，有必要做深呼吸，尤以腹式呼吸更佳。只要肺部充满新鲜的空气，即可供足够的氧气给全身，加强体内的一切机能。腹式呼吸不仅能够加深呼吸，更重要的是通过腹式呼吸锻炼了腹部肌肉，使腹内脏器得到充分运动，刺激腹内各脏器的活力，促进各脏器功能的协调。同时也能刺激腹内的神经丛，改善失常的神经节律，从而能治疗便秘。其具体方法如下：

①无论坐、卧、立等姿势均可行，尽量取舒适的体位，全身放松后稍稍噘起嘴慢慢地呼气，将肺部的空气呼完后，再收缩腹部把残气尽量呼出。

②气呼出后稍稍屏息，然后放松全身，自然地把空气吸入肺部，这时要膨胀腹部，让空气尽可能多地充满肺部。如此反复练习。

③上述顺式腹式呼吸练习熟练后，可进行逆式腹式呼吸，即在吸气时收缩腹肌，让空气全部集中在肺部，呼气时则膨胀腹部，使空气充满腹部。这样能更好地刺激腹内脏器，但一般情况下还是多练顺式腹式呼吸。

腹式呼吸随时随地皆可做，请有机会就练习。

4.蹬脚运动

安静地仰卧在硬板床上，上肢不动，两腿伸直，两脚交替下蹬，每秒蹬一次，每只脚蹬100~200次，视体能而定，体能好者可增加蹬的次数，需要特别指出的是，下蹬的力必须到位，否则效果会不显著。如此两脚交替蹬的反复动作，可扭摆骶椎，使骶椎第二、三、四节发出的副交感神经高度兴奋，从而刺激远端结肠蠕动，解决患者的便秘之苦。

八、气功

（一）气功治疗便秘的作用

气功治疗便秘有以下作用：

（1）调整机体的生理功能和生化反应，以提高机体各种生理、生化活动的同步化和有序化，使机体已失调的功能恢复正常。

（2）调整身体的异常反应。身体对内外环境的反应是否正常，与植物神经的功能状态密切相关，植物神经包括交感和副交感神经，正常时，二者平衡，患病时，植物神经的功能失调，使大肠的蠕动功能减弱，便秘便发生了，练功后通过调节两者的失衡状态，使肠道功能恢复正常，从而治疗便秘。

（3）激发人体的潜能。练功时，身体的耗氧量减少（比练功前减少30%左右），能量代谢也减少（比练功前减少20%左右）。呼吸频率和每分钟通气量也减少，从而有助于减少体耗，重新积聚能量，使人体内已淹没了的信息系统加以激活或加以强化，将物质从它被束缚的部位释放出来，从而使肠道以及其他部位不正常的状态加以调节，恢复正常。

（二）用气功治疗便秘的简易方法

应用气功治疗便秘的方法如下：

（1）采用平坐式，盘膝坐式，仰卧式或站桩式，肢体放松，宁神调息，排除杂念，口齿轻闭，二目微合，鼻吸口呼，呼吸要缓慢调匀，自然深长，吸气时，腹凸出，松开腹肌，伸直腰杆，大量吸气入腹，意想将气从腹腔中心点，沿脊背向肛门送下去，边吸边向下挤压，吸到小腹有向下压突之感，感到小腹充实、饱满、膨胀并舒适。松肛、屏息片刻，然后慢慢呼气。早晚各1次，每次10~50分钟。

（2）便时正常蹲位，全身自然放松，排出小便，口微闭，舌抵上腭，鼻吸鼻呼，呼吸要均缓，吸气时，意念将气吸入丹田，呼气时，意想丹田之气迫使肠中粪便下排，此时，要松腹，松肛，切不可憋气，用力，片刻便有排便感，可将意念加强，粪便即可排出。每次便时依此而行，日久便秘即可自愈。

第九章　特殊人群的便秘治疗

一、老年人

1.便秘的原因

老年人多因肠功能减退等因素，造成排便动力不足，致使肠内食物残渣运行滞缓，水分吸收过多引起功能性便秘。

（1）消化化功能减退：老年人消化系统功能衰退，唾液腺、胃肠和胰腺的消化酶分泌量减少，消化吸收功能降低，故进食量相对减少。老年人胃肠反射减弱，腹部及骨盆肌肉收缩力下降，使排便乏力。

（2）缺乏膳食纤维：老年人牙齿不健全，饮食过于精细，偏向摄取易消化营养丰富软烂无渣的食物，缺乏蔬菜及瓜果等富含水分、谷糠及粗纤维食品，加之老年人偏食、进食单调，形成粪块的机械性刺激不足以使直肠黏膜充盈扩张，肠蠕动能力减弱，无法产生排便反应。

（3）肠道蠕动缓慢：老年人体力活动减少，或久病长期卧床，肠蠕动功能减弱，排便无力，粪便在肠内停留时间过长，所含水分大部分被肠黏膜重吸收，致使粪便干燥、坚硬，难以排出。

（4）精神心理因素：精神紧张，心情抑郁，环境改变或打乱生活规律等，老年人多有便秘症状，这是神经调节功能紊乱的缘故。

（5）肛门直肠疾病：老年人因患痔疮、肛裂等，为避免排便时疼痛和害怕出血，总是有意识地控制便意，久之则发生便秘。

（6）体内缺水：老年人感觉口渴能力下降，在体内缺水时也不会感到口渴，使得肠道中水分减少，导致大便干燥。

（7）药物因素：老年人多存在各种疾病，长期服用某些药物，如抗抑郁剂、制酸剂、利尿剂、铁剂、抗帕金森病药物等，这些药物会抑制肠蠕动，引起便秘。

（8）排尿不便：老年人由于前列腺肥大、瘫痪，或长期卧床的患者，因排尿不便而自行限水，使大便干结。

（9）排便受阻：肠肿瘤阻塞、肠炎、放疗反应、手术创伤致肠腔狭窄、粘连引起的梗阻性便秘。对老年人便秘者，应特别警惕的是平素大便正常，突然发生经常便秘，应考虑是否有肠道肿瘤的可能，特别是直肠癌，应进一步做肛门指检或直肠镜检查。老年人结肠憩室病，少数老年人甲状腺功能减退，高血钙时也有可能便秘。便秘症状并没有明显好转，而因少吃蔬菜、水果引起的便秘仅占少数。

老年人易发生便秘是由多种因素共同作用的结果，上述每种因素可以单独引起便秘，也可以是几种因素共同作用引起便秘。

2.便秘的危害

便秘对老年人危害较多，主要有以下几个方面：

（1）粪便滞留压迫肠道，使人感到腹部饱胀不适，影响老年人的食欲。

（2）粪便中未消化的蛋白质被细菌分解后，许多有害物质会被人体吸收，如果超过肝脏的解毒能力，可引起中毒症状，如精神淡漠、疲乏头晕、食欲减退，甚至心率减慢、血压下降、呼吸抑制等。

（3）便秘还会引起脱肛、子宫脱垂、疝气、痔疮、小便失禁等继发病。

（4）对患有肺心病、冠心病、哮喘、高血压、脑血管病的老人，便秘还能加重病情，特别是大便努挣不下，往往引发脑出血、心绞痛等。因此，保持大便通畅，对老年人尤为重要。

3.便秘的治疗

具体说来，有以下几点：

（1）生活指导

一旦发生便秘的情况不要过分紧张，应到正规医院进行检查以明确诊断。同时要排除肠道肿瘤、慢性肠炎、痔、肛裂等肛门疾病，肠外的常会引起便秘的疾病如高血压、糖尿病、神经系统疾病、内分泌与代谢功能失调的疾病等病症，并对其作相应的治疗，不要盲目地过服刺激性大的通便药物，更不要轻易作手术。

注意劳逸结合、养成良好的饮食和生活习惯，避免久坐、过于劳累，少食辛辣刺激性大的食物，适当增加蔬菜水果和粗纤维食品，常食玉米、红苕、香蕉、连麸面等。

（2）自我按摩

排便时从盲肠经横结肠向降结肠做按摩。有助于顺利排便。此法还可在床上进行，方法是：排空小便，仰卧在床上，用右手掌根部紧贴腹壁，左手叠在右手背上，双手用力，按右下腹—右上腹—左上腹—左下腹的顺时针方向循环按摩。手法从轻到重，每2秒按摩一圈，一般到100次左右可出现便意。

（3）压穴疗法

排便前，用双手各一指压迫或揉摩迎香穴（鼻翼两侧的凹陷处）5~10分钟，可帮助排便。也可按压足三里穴（外膝眼下3寸）数分钟。按揉穴位应以自我感觉到穴位处酸麻为宜。

（4）运动疗法

可根据自己的体力与身体适当进行锻炼如登山、慢跑、体操、太极拳、提肛运动、仰卧起坐等活动。

选一较宽阔场地，站立，两腿分开约30cm。先将右手臂自前向后摇摆转动60~100圈，再换左臂摇摆转动60~100圈，一般在未进行完毕时即可有便意。

（5）饮食调理

①增加膳食纤维的摄入量

首先要多吃富含膳食纤维的食物，这是预防便秘的有效方法。因膳食纤维的化学结构中含有多种亲水基团，具有很强的吸水作用，可使纤维的体积增大15~25倍。由于膳食纤维持水性强，大大增加了粪便的容积，刺激肠道蠕动，有利于粪便排出，减少有害物质在肠道内的滞留时间，可有效地预防便秘和痔疮的发生。一般老年人膳食中主食是精白米，其所含的膳食纤维很少，每100g粳米含膳食纤维仅0.4~0.7g，而杂粮中膳食纤维含量较高，每100g玉米含膳食纤维6.0~8.0g，小麦标准粉含2.1g，高粱米含4.3g，荞麦含6.5g。所以，建议老人的主食要做到粗细搭配，精白米与杂粮配合着吃。另外，各种芽苗菜（如黄豆芽、绿豆芽、萝卜苗等）、辣椒、蒜苗、苋菜、包菜、芹菜、萝卜、韭菜、竹笋、海带等蔬菜，以及梨子、香蕉、西瓜、无花果、猕猴桃、草莓等水果，均是膳食纤维的良好来源，老人们可以合理选择食物，增加膳食纤维摄入量。如果每天做到谷类粗细搭配，摄入蔬菜400g以上和水果200g，就可相对满足膳食纤维的摄入量，使粪便体积增加，粪质变软，促进肠道蠕动，有利于便秘的预防。

②多吃润肠通便的食物

老年人平时应注意多吃润肠通便的食物，如酸奶、蜂蜜、芝麻、松子、核桃仁、银耳、百合等。根据研究发现，多喝酸奶有预防便秘的作用，而多喝牛奶则相反。

③多饮水

科学饮水对老年人特别重要，有些老年人不喜欢饮水或没有饮水的习惯。水具有润滑肠道，促进排出体内代谢废物和毒素的作用。老年人细胞内的水分比青年期减少30%~40%，常呈缺水状态。为保持体内水的平衡，每天应饮水5~8杯（1200~1800ml）。为预防便秘，要养成定时饮水的良好习惯，至少1天饮4次水，早晨起床后喝1杯水，既可降低血液的黏稠度，又能润滑肠道，有利于排便。上午10时喝1杯水，以补充上午活动消耗的水分。下午16时喝1杯水，以补充下午活动消耗的水分。晚上就寝前1小时喝1杯水，以补充夜间睡眠呼吸消耗的水分。平常可用肉苁蓉25g，黄精25g，黄芪25g，泡开水当茶饮，有高血压者可加草决明15g，生山楂15g。

二、孕产妇

（一）孕妇

怀孕后，几乎所有的人运动量都会减少，体内水分减少都是导致便秘的最常见原因。另外，有少数的准妈妈到了孕晚期总是担心排便时，会导致胎儿掉出来，而不敢用力排便也是便秘的一个原因。在孕早期，孕妈妈们不要蹲时间久，不要下身太用力，这些都会造成流产的。到了孕晚期用力过度，容易引起宫缩，导致早产。

孕妇在非必要的时候，最好不要随便用药，若是必须服药时，要选择药性温和的药品。这里介绍几则治疗便秘的验方，都是药性温和之物，能润肠管，帮助排便，而非导泻的药品。

1.甜杏仁15g，桃仁20g，黑胡麻30g，放入研钵中磨碎，加适量水倾入锅中煮，煮好用砂糖调味，即可食用。

2.香蕉四根，空腹时食用。妊娠中便秘，往往会导致痔疮，香蕉有润滑肠管及解肠热的作用，是一种有效的治疗食品，能帮助粪便自然排泄，而不致发生不良影响。

3.以60g蜂蜜冲泡开水食用，每天晨起空腹喝下。蜂蜜不但有滑润肠管，帮助排便，对肠、胃机能的恢复也很有帮助，而且有助于胎儿营养的吸收。

4. 草决明子3~6g，泡水代茶饮，可避免便秘。

（二）产妇

1. 引起产后大便困难的原因

（1）由于妊娠晚期子宫长大，腹直肌和盆底肌被膨胀的子宫胀松，甚至部分肌纤维断裂，产后腹肌和盆底肌肉松弛，收缩无力，腹压减弱，加之产妇体质虚弱，不能依靠腹压来协助排便，解大便自然发生困难。

（2）产妇在产后几天内多因卧床休息，活动减少，影响肠蠕动，不易排便。

（3）产妇在产后几天内的饮食单调，往往缺乏纤维素食物，尤其缺少粗纤维的含量，这就减少了对消化道的刺激作用，也使肠蠕动减弱，影响排便。

2. 产后便秘的治疗

产妇在分娩后，一是应适当地活动，不能长时间卧床。产后头两天应勤翻身，吃饭时应坐起来。两天后应下床活动。二是在饮食上，要多喝汤、饮水。每日进餐应适当配一定比例的杂粮，做到粗、细粮搭配，力求主食多样化。在吃肉、蛋食物的同时，还要吃一些含纤维素多的新鲜蔬菜和水果。三是平时应保持精神愉快、心情舒畅，避免不良的精神刺激，因为不良情绪可使胃酸分泌量下降，肠胃蠕动减慢。

如已患便秘，可用如下饮食疗法：

①黑芝麻、核桃仁、蜂蜜各60g，先将芝麻、核桃仁捣碎，磨成糊，煮熟后冲入蜂蜜，分2次1日服完，能润滑肠道，通利大便。

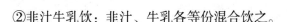

②韭汁牛乳饮：韭汁、牛乳各等份混合饮之。

③茼蒿250g，做菜或做汤喝。

④何首乌粥：何首乌30g，粳米50g，红枣2枚，白糖适量。将何首乌洗净晒干，研为细粉。粳米加水500ml放入砂锅内先煮成粥。然后调入何首乌粉搅匀，用文火烧至粥汤稠黏停火。每日早晚温服各1次。

如食疗无效，则可试用以下中药汤剂

①番泻叶6g，加红糖适量，开水浸泡代茶频饮。

②四物五仁汤：当归、熟地各15g，白芍10g，川芎5g，桃仁、杏仁、火麻仁、郁李仁、瓜蒌仁各10g。

【用法】水煎2次，分服。

【功效】养血润燥通便。

③当归15g，白芍12g，太子参15g，桃仁10g，麦门冬12g，肉苁蓉10g，麻子仁9g，天门冬12g，红花6g，甘草6g，苏子9g，川芎9g，熟地黄12g，枳壳12g，白蜜10g为引。

【用法】水煎服，每日1剂，分2次服。

【功效】活血润肠通便。

④潞党参60g，鸡血藤18g，生黄芪60g，炒升麻24g，当归10g，制香附10g，广木香10g，槟榔10g，九香虫10g，地鳖虫9g，益母草24g，鹿角胶24g，鱼鳔胶24g。

【用法】水煎服，每日1剂，分2次服。

【功效】补气养血，佐以理气通结。主治气血亏损、气滞所致产后大便难。症见面色苍白，头昏心悸，腹胀痛，苔薄白，脉沉涩。

⑤当归15g，白芍12g，太子参15g，桃仁9g，麦冬12g，肉苁蓉15g，天冬12g，红花6g，瓜蒌仁12g，熟地15g，甘草6g。

【用法】水煎服，每日1剂，分2次服。

【功效】养血润燥通便。主治产后便秘。症见产后大便干燥，数日不通，或解时艰涩难下，但无腹胀痛，饮食如常，面色萎黄，皮肤不润，舌淡苔薄，脉虚弦而涩。

（三）孕妇便秘预防

1.选择吃含纤维多的食物

有便秘情况的孕妇，可以吃一些制作较粗糙的粮食，如糙米、麦、玉米；各种蔬菜，如豆芽、韭菜、油菜、茼蒿、芹菜、荠菜、蘑菇等等；含纤维较多的水果，如草莓、梨、无花果、甜瓜等。

2.选择含脂肪酸较多的食物

各种坚果和植物种子也能有效缓解便秘情况，如核桃、腰果仁、各种瓜子仁、芝麻等；含脂肪酸多的鱼。

3.选择能促进肠蠕动的食物

多吃香蕉、蜂蜜、果酱、麦芽糖等食物，能促进肠蠕动，帮助排便。还可以喝一些酸奶来缓解便秘。

4.选择含维生素比较丰富的食物

如动物的肝脏、蛋黄、大豆、豆芽、芹菜、莴笋、紫菜、核桃、花生等。

5.选择含水分多的食物

如鲜牛奶、自己制作的鲜果汁等。

6.三餐饮食正常

特别是早餐一定要吃，避免空腹，并多吃含纤维素多的食物，比如糙米、麦芽、全麦面包、牛奶，还有新鲜蔬菜、新鲜水果，尽量少吃刺激辛辣食品，少喝碳酸饮料。

7.多补充水分

体内水分如补充不足，便秘就会加重，所以，每日至少喝1000ml水。因为水分不足，粪便就无法形成，而粪便太少，就无法刺激直肠产生收缩，也就没有便意产生。所以，补充水分是减轻便秘的重要方法。早晨醒来先喝1杯水作为一天的开始。

8.切忌忍着不排便

一有便意就去厕所排便。因为粪便在体内积存久了，不但造成排便不易，也会影响食欲。建议有便秘问题的孕妇每天多喝凉开水或牛奶刺激大肠蠕动，或是早晨起床后马上喝一杯凉开水或牛奶，这都是帮助排便的好方法。

9.养成每日定时排便的习惯

定时排便，在晨起或早餐后如厕。由于早餐后结肠推进动作较为活跃，易于启动排便，故早餐后1小时左右为最佳排便时间。不要忽视便意，更不能强忍不便。更为重要的是蹲厕时间不能过长，因为这样不仅使腹压升高，还给下肢回流带来困难。最好采用坐厕排便，便后用免蹲洗臀盆清洗会阴部和肛门，既卫生又避免长久下蹲增加腹内压。

10.适量活动

多活动可增强胃肠蠕动，睡眠充足、心情愉快、精神压力得到缓解等都是减轻便秘的好方法。每天傍晚坚持散步四十分钟，并且散步的时候坚持拍掌，手臂尽可能地张开，以不费力为宜。五个手指也张开，拍掌，直到手臂有点点酸，手掌发热微麻。因为拍掌能刺激手掌上的各个穴位，促进血液循环，疏通经络。

11.保证睡眠充足、心情愉快、精神压力得到缓解

这些都是减轻便秘的好方法。不妨多做一些感兴趣的事，比如欣赏音乐、观花、阅读等，尽量回避不良的精神刺激。

（四）产妇便秘预防

产妇便秘是可以预防的。可通过身体运动，促进肠蠕动，帮助恢复肌肉紧张度。健康、顺产的产妇，产后第二天即可开始下床活动，逐日增加起床时间和活动范围。也可以在床上做产后体操，做缩肛运动，锻炼骨盆底部肌肉，促使肛门部血液回流。方法是做忍大便的动作，将肛门向上提，然后放松。早晚各一次，每次10~30回。产妇的饮食要合理搭配，荤素结合，适当吃一些新鲜蔬菜瓜果。少吃辣椒、胡椒、芥末等刺激性食物。

有些产妇的大便并非干结，但却不易解下，每次大便，憋气用力，精疲力竭却解不下来。平时心慌气短、全身无力、懒于活动，可以选用牛肉、兔肉、牛奶、花生、熟黄豆、蜂蜜、红薯、芝麻等具有补气润肠作用的食物。例如将牛肉和兔肉切成碎末，加黄豆和大米煮成粥食用。在进行食疗的同时，还应该养成定时排便的习惯。即使无便可排，也应该在便桶上坐一会，久而久之，便会形成条件反射，养成定时排便的习惯。

推荐几款有效治疗便秘的美味菜谱：

（1）茼蒿汤：取新鲜茼蒿250g，做菜或做汤吃，每日1次，连续7~10天为1个疗程，可辅助治疗便秘。

（2）芹菜茭白汤：取新鲜茭白100g，旱芹菜50g，水煎服，每日1剂，可辅助治疗便秘。

（3）油菜汁：取新鲜油菜洗净，捣绞取汁，每次饮服1小杯，每日服用2~3次，可辅助治疗便秘。

（4）葱味牛奶：牛奶250g，蜂蜜60g，葱汁少许。将葱汁、蜂蜜兑入牛奶中烧开，改用小火煮10余分钟即可。能增液润肠，滑肠通便。产后便秘者可以选用，对习惯性便秘者亦有一定效果。

（5）香蜜茶：蜂蜜65g，香油35ml。将香油和蜂蜜混匀，加沸水冲调服。早、晚各1次。能润肠增液、滑肠通便，对产后肠道津枯便秘者有一定疗效。

（6）紫苏麻仁粥：紫苏子、麻仁20g，粳米200g，白糖30g。将紫苏子、麻仁捣烂后加水浸搅，取汁放入锅内，加淘洗干净的米熬粥食用。可下气导滞，润肠通便，益气健胃。适用于产后便秘，由于食疗方中加有下气之紫苏子。对兼有腹中气胀者更为适宜。

（7）炖参肠：海参、猪大肠各200g，黑木耳50g。葱、姜各5g，酱油10g，料酒50g。锅内放入水烧开，将发好、洗净、切成条的海参、大肠分别焯一下；将大肠放入锅内加水煮至五分熟，放海参、葱、姜、料酒、酱油，煮至海参、大肠酥烂后加木耳，再煮至木耳熟时即可。可养阴清火，益肠通便。用于产后阴血虚弱、虚火内灼、大便燥结者。

三、小孩

（一）小孩便秘常见病因

1.偏食、挑食等不良饮食习惯

有些小孩爱吃肉类食品、油炸食品以及加工精细的大米、白面，不爱吃粗粮，不爱吃蔬菜、水果。有的孩子甚至鸡鸭鱼肉吃起来没够，青菜却一点不动。这种饮食习惯能导致儿童膳食纤维摄取不足。膳食纤维在蔬菜、水果、粗粮和小麦、玉米、大豆等种子外皮中含量较多，在精米白面中含量很少。鱼类、肉类食品中没有膳食纤维。膳食纤维的一个重要生理功能是增加肠道内容物体积，刺激肠蠕动，促进粪便排出。

偏食、挑食造成膳食纤维缺乏，不能在肠道中形成足够的食物残渣，不能有效地刺激肠道蠕动促进粪便排出或促使神经系统产生排便反射，造成粪便在肠道中停留时间过长，水分被过度吸收而变成又干又硬的粪团或粪块，形成便秘。

2.食品数量不合适

鸡鸭鱼肉或咸的、不好消化的食品吃得过多，把胃肠道塞得满满当当，肠道无法正常运动，不能将粪便推向直肠排出体外可造成便秘。吃的东西过少，没有足够的食物残渣刺激肠蠕动，使粪便在肠道中变干变硬，也能造成便秘。

3.不良排便习惯

如果小孩没有养成每天定时排便的良好习惯就不能建立良好的排便反射条件，即使粪便已经被运送到直肠，大脑排便中枢不能通过神经系统传递排便信号，调动身体各有关部分将粪便及时排出，因而会造成便秘。有的孩子过于贪玩或精神完全集中在某件事上，"屎到屁股门儿"也不赶快去大便，大便被迫又返回结肠，在结肠停留期间被吸收部分水分后变得干硬，造成便秘。

4.精神因素

小孩由一个十分熟悉、完全适应的环境突然转移到一个特别陌生、非常不适应的环境，会出现便秘现象。例如原来由父母在家照看的孩子刚开始上托儿所时就可能会便秘。小孩受到惩罚、惊吓或精神高度紧张之后也会发生便秘。

5.肠套叠、肠扭转、肠道蛔虫等因素造成肠道阻塞，腹部肿物挤压肠道使肠道变窄，都会形成便秘。

6.发烧、肥胖、营养不良等病症以及甲状腺功能亢进、甲状腺功能减低、糖尿病等疾病会造成小孩便秘。

7.脱肛、肛裂以及巨结肠、直肠狭窄、肛门狭窄等肛肠疾患可导致便秘。

（二）小孩便秘症状

1.便秘前症状

小孩是否便秘，不能只依排便频率为标准，而是要对小孩大便的质和量进行总体观察，并且要看对小孩的健康状况有无影响。每个小孩各自身体状况不同，因而每日正常排便次数也有差别。例如，完全食母乳的小孩每日排便次数可能较多，用牛奶及其他代乳品喂养的小孩则可能每日排便1次或2~3日1次，只要性状及量均正常，小孩又无其他不适，就是正常的。但如果小孩出现以下情况，那就要考虑小孩是不是出现便秘了：

（1）大便量少、干燥；

（2）大便难于排出，排便时有痛感；

（3）腹部胀满、疼痛；

（4）食欲减退。

2.便秘临床表现

大多数的小孩便秘属于功能性便秘，患儿常出现大便干硬、排便哭闹、排便周期延长，如3~5天排便1次、粪便污染内裤等症状，家长和患儿往往都很苦恼。这类便秘大多发生在1~5岁的婴幼儿。多数患儿曾有过正常排便习惯，常常因为进幼儿园、搬家等环境因素改变、饮食习惯改变或父母不和等精神压抑而诱发。肛门直肠测压检查，这类儿童的肛管静息压往往比无便秘的正常儿童高，排便时肛门括约肌不能放松，甚至反而紧张，有的还存在直肠感觉功能的障碍，结肠造影检查无特征性改变。血清生化检查可以发现胰多肽水平升高，肠蠕动素水平下降等。

（三）小孩便秘治疗方法

1.饮食矫正

人工喂养儿较易便秘，可将牛乳加糖，并可加喂果汁（如番茄汁、桔汁、菠萝汁、枣汁以及其他煮水果汁），以刺激肠蠕动。较大小孩，可加菜泥、菜末、水果、粥类等辅食。再大一些可加较粗的谷类食物如玉米粉、小米、麦片等制成粥。在1~2周岁，如已加了各种辅食，每日牛奶量500ml即够，可多吃粗粮食品、红薯、胡萝卜及蔬菜。有条件者可加琼脂果冻。营养不良小孩便秘，要注意补充营养，逐渐增加入量，营养情况好转后，腹肌、肠肌增长、张力增加，排便自然逐渐通顺。

2.小孩便秘的四个缓解方法

①按摩法：右手四指并拢，在孩子的脐周按顺时针方向轻轻推揉按摩。这样不仅可以帮助排便而且有助消化。

②肥皂条通便法：用肥皂削成铅笔粗细、3cm多长的肥皂条，用水润湿后插入小孩肛门，可刺激肠壁引起排便。

③咸萝卜条通便法：将萝卜条削成铅笔粗细的条，用盐水浸泡后插入肛门，可以促进排便。

④将开塞露注入小孩肛门，可以刺激肠壁引起排便。

3.训练排便习惯

排大便是反射性运动，小孩经过训练能养成按时排便的习惯。一般3个月以上小孩可开始训练，清晨喂奶后由成人两手扶持，或坐盆或排便小椅，连续按时执行半至1个月即可养成习惯。养成后不要随意改动时间。对年长儿慢性便秘，除鼓励其多运动、多进纤维多的食物外，亦应使其按时通便，养成良好习惯。

4.中药、食疗

（1）积热类便秘

乳食积滞或饮食不节引起的腑热便秘，可见大便干燥、坚硬，腹胀腹痛，烦躁哭闹，口气臭秽，手足心热等，可选用下列诸方。

①南瓜根50~100g，洗净，切碎，放锅内加水煎浓取汁，一次饮完。每日1剂，连服数剂，以通为度。3岁以下幼儿可酌加白糖调味。

②沙葛去皮，捣烂绞汁，蜂蜜适量。用凉开水冲服。

③银耳10~15g，鲜橙汁20ml。将银耳洗净泡软，放碗内置锅中隔水蒸煮，入橙汁调和，连渣带汁1次服完。每日1剂，连服数天。

④大黄3~5g，放入杯内，用沸水（约半杯）泡15分钟，加入

蜂蜜少许服用。适用热结较甚。但不宜长期服用。

⑤鲜甘蔗汁150ml，番泻叶1g。置锅内隔水蒸熟，滤去渣滓，分1~2次服完。每日1剂，连服数天，3岁以下幼儿用量酌减。

⑥香蕉1~2个，冰糖适量。将香蕉洗净去皮，加入适量冰糖放在碗内，隔水炖熟，即可食用。功能：清热润肠，生津通便。本膳有清热解毒、润肠通便、润肺止咳、益气生津、滋补肺肾的作用。

⑦蜂蜜、甘蔗汁各半杯拌匀，每日早晚空腹饮。

⑧马蹄60g，海蜇50g。煎水饮用。

⑨无花果（熟透者）100g，除去外皮，温开水洗净，随意服食，每日1~2次，疗程不限。

⑩豆浆100ml，浓米汤150ml，蜂蜜20ml。将新鲜豆浆煮沸，入米汤、蜂蜜调匀，1次饮完。每日1~2剂，连服数天。

⑪菠菜100g，粳米50~100g，将菠菜置沸开水中烫至半熟，捞出切成小段，粳米置锅内加水煮成稀粥，后加入菠菜再煮数沸，入油、盐调味，分1~2次服完。每日1剂，连服5~7天。

⑫香蕉1~2枚，剥皮，放碗中加开水少许，擂成糊状，冲入白糖10g，调匀，随意喂服。每日1~2次，疗程不限。

⑬白皮大萝卜1个，蜂蜜100g。将萝卜洗净挖空中心，装入蜂蜜，置大碗内，加水蒸煮，吃萝卜，饮蜂蜜水，连服数次。

（2）气虚便秘

①红薯蘸蜂蜜：红薯半斤，蜂蜜适量。将红薯洗净煮熟，蘸蜂蜜食，可常服。

②牛奶粳米粥：牛乳150g，大米50g，白糖适量。将大米煮成粥，入牛乳及白糖，再煮片刻，空腹服食。

③杏仁芝麻粥：杏仁10g，黑芝麻20g，大米50g，冰糖适量。前3味加水煮成粥，入冰糖溶化后服食。

④莲藕粳米粥：莲藕250g，大米30g。将莲藕洗净切碎，入沸米粥中煮熟，加油盐等，早晨空腹服食。

⑤黄芪玉竹煲兔肉：黄芪15g，玉竹12g，兔肉适量。加水煮熟，用盐调味服食。

（3）血虚便秘

①首乌20g，大米30g，红枣5枚，冰糖适量。将首乌加水适量煎煮，取汁去渣，入大米及红枣，煮成粥，入冰糖溶化后食。

②鲜红薯叶200g，猪瘦肉50g。将红薯叶洗净，瘦猪肉切碎，用武火炒熟，入少许油盐调味服食。

③红薯50~100g，海参20g，黑木耳30g，白糖24g。将海参、木耳分别用温开水泡软，红薯刮皮洗净切成小块，共放锅内煮熟，入白糖调化，连渣带汁1次服完。每日1~2剂，连服数天，2岁以下分量减半。

④柏子仁10g，大米30g，蜂蜜适量。前二味一起加水煮熟，入蜂蜜调匀服食。

⑤黑芝麻15g，大米50g，白糖适量。将芝麻炒熟研末，大米煮成粥，入白糖和黑芝麻末调匀，再煮片刻即成，空腹服食。

（4）体弱便秘

①牛奶蜂蜜：牛奶250g，蜂蜜30g，将牛奶煮沸，调入蜂蜜服用。

②鲜牛奶150ml，麦片30g。连服5~7天。

③郁李仁24g，捣烂如泥，与粳米粉50g调匀，冲入沸开水适量调成稀糊状，1次服完。每日2~3次，疗程不限。

④黑芝麻30~50g，放锅内炒爆至脆、研末，大枣10枚去核，与芝麻粉共捣烂如泥，随意服食或开水送下。每日1~2剂，连服7~10天。

⑤粳米50~100g，大枣5枚，何首乌18g，冰糖24g。先将何首

乌放锅内加水煎取浓汁，去渣，加入粳米及大枣肉，共煮成稀粥，再入冰糖调化，分1~2次服完。每日1剂，连服7~10天。

⑥猪大肠1小段（约15cm），槐花18g，海参12g。将猪肠洗净，塞入槐花、海参，两端用线扎牢，置锅内加水适量，熬煮至烂，入油、盐、生葱调味，饮汁吃肉，1次服完。每日或隔日1剂，连服5~7次。2岁以下小儿只饮汁液。

⑦糯米50~100g，肉苁蓉24g，肉桂末3g。将肉苁蓉洗净，捣烂如泥，与糯米共煮成稀粥，再入肉桂末搅和，入油、盐少许调味，分1~2次服完。每日1剂，连服5~7天，对阳虚引起的大便秘结，排便无力，小便清长，手足不温者有效。

⑧松子仁10g，粳米适量。将松子仁研碎，与粳米共煮粥，随意服用，便秘伴口干多饮，体质瘦弱者适宜。

⑨杏仁10~20g，山药50g，胡桃肉20g，蜂蜜适量。将前3味洗净去皮打碎和匀，加蜂蜜，加水适量煮沸，频服。

⑩蜂蜜15~30g，牛奶100~200ml，芝麻10~20g。将芝麻淘洗干净，晾干，炒热，研成细末。牛奶煮沸后，冲入蜂蜜，搅拌均匀，再将芝麻末放入，调匀即成。功能：补中润肠，和胃生津。此羹有和胃养血、润肠通便的功效。适用于婴儿久病体虚、肠燥便结等症。

⑪菠菜250g，鸭血200g，精盐、味精各适量。将菠菜择洗干净，切成段，入开水中焯一下捞出；鸭血用开水煮一下捞出，切成小片。锅置火上，放入适量清水，鸭血烧开，放入菠菜、精盐、味精，烧沸后，即可盛入汤盆，食用。功能：养血滋阴，润肠通便。本膳用菠菜，含有维生素C、碳水化合物、维生素A、钙、锌、磷、叶绿素、胡萝卜素等，有滋阴止渴、养血止血、润肠通便的功效。鸭血，能补血。此汤具有通便、补血、养胃、健脾的作用。

（四）小孩便秘预防

1.改变饮食结构

主张母乳喂养，乳母应注意饮食均衡，不宜过食高蛋白食物，如鸡蛋、牛肉、虾、蟹等，应尽可能多吃青菜和水果。母乳喂养的小孩出现便秘时，可另加润肠食物，如加糖的菜汁、橘子汁、蜜糖水等。人工喂养儿易发生便秘，可适当减少牛奶的喂入量，添加辅食，如牛奶中加糖，喂食蜂蜜、梨汁、橙汁、番茄汁、菜汁等，以刺激肠蠕动，促进排便。幼儿可多进食蔬菜、水果、粗粮、番薯等。

2.准备的饭食要少，要养成孩子每顿吃饭必吃完的好习惯

孩子的胃容量小，粗糙、大块或过量的食物，都容易让孩子的肠胃阻塞，引起消化不良。所以，孩子吃饭时，家长应给孩子准备一小份饭，一般约为成人量的三分之一或四分之一。这样，孩子就不会有永远吃不完的感觉，吃完之后还会有成就感。

3.少食多餐，慎选优质点心

虽然孩子的胃容量小，每次吃不了太多的食物，但其精力旺盛，活动量大，几乎每3~4小时就需要给其补充饮食。所以，孩子的饮食应坚持少量多餐。家长可以把孩子每日所需的营养，分成3顿正餐和两顿副餐来供给。至于副餐，可以选择一些富含营养的食品，如白木耳、杏仁、蜂蜜等。这些食物不仅含有优质蛋白质及脂质，还有软便润肠的作用，是孩子最佳的活力补给来源。家长可将白木耳煮软剁碎做成甜羹给孩子食用；也可将杏仁磨碎加点燕麦、葡萄干、用水冲泡给孩子当饮料喝；或将蜂蜜浇在水果或蛋糕上给孩子食用。

4.巧妙补充纤维质

如果孩子平时讨厌吃蔬菜、水果，可以让其多吃木耳、杏鲍

菇、海苔、海带、果干等食物，以增加其纤维质的摄入，从而促进其排便。

5.多摄取瓜果

中医认为，儿童便秘的原因在于其体质燥热。因此，便秘的孩子平时可以多进食瓜类水果，如西瓜、香瓜、哈密瓜等，以消除其体内的燥热。如果孩子不喜欢这类水果的味道，可以在水果上洒点炼乳、酸奶或冰淇淋，让香浓的甜奶味盖过瓜味。此外，家长还应经常为孩子熬点绿豆薏仁粥吃，也能起到解热通便的作用。

6.适当运动

平时，家长应鼓励孩子多参加体育运动。因为运动可增加肠蠕动，促进排便。家长也可在孩子临睡前，以其肚脐为中心按顺时针方向轻轻按摩其腹部，这样不仅可以促进孩子的肠蠕动，还有助于其入眠。另外，在孩子进食后1小时轻按以下两处穴位（足三里穴、支沟穴），也可促进其排便。

7.养成良好的排便习惯

不按时排便是导致许多孩子便秘的原因之一。3~7岁的儿童，其腹部及骨盆腔的肌肉正处在发育阶段，排便反射的功能尚不成熟。他们还不知道有便意就该上洗手间，经常需要家长的提醒。可以把早餐后1小时作为孩子固定的排便时间。取蹲姿解便：蹲姿是最自然的排便姿势，此种姿势比坐姿更易在腹部施力。目前一般使用的坐式抽水马桶太高，无法采用蹲姿，可置矮凳于马桶两侧，双足踏于其上，则较近似自然的排便姿势。

8.注意孩子的口腔卫生

孩子的口腔卫生是很多家长容易忽略的。孩子牙齿不好会变得挑食、食欲不振、消化不良。这自然会影响排便。因此，家长平常除了注意让孩子餐后正确刷牙外，还应定期（每3个月）带其到牙医诊所做一下检查。

9.进食禁忌

忌食辛辣燥热之品，如姜醋蛋、辣椒、羊肉等，饮食宜清淡，可多食用雪梨煲猪胰汤、胡萝卜马蹄煲脊骨汤、菜干煲脊骨汤、节瓜煲脊骨汤、番薯糖水等。

第十章　便秘的预防调摄

一、一般生活宜忌

1.不要忽视便意，一旦有便意应及时排便，不要忍便。

2.养成定时排便的习惯。生活和排便要有规律，要养成每天定时蹲厕所的习惯，不管当时有无便意（能不能排出大便），这样有利于形成正常排便的条件反射，建立排便条件反射。

3.对于办公室工作的人士，要避免久坐，应该适当参加体育锻炼，以加强结肠活力，促进肠蠕动。

4.环境改变，如出差旅行、卫生条件差等易引起便秘，可以自带些水果、润肠通便药。

5.饮食应该增加含植物纤维素较多的粗质蔬菜和水果，适量食用粗糙多渣的杂粮。

6.多饮水。纤维需吸收水分才能在肠腔中起到通便作用，故每日可饮水 3000~5000ml。

7.保持规律的生活、充足的睡眠和开朗乐观的心情，尽可能舒缓精神压力。

二、合理饮食

根据便秘不同类型选择不同食谱

1.痉挛性便秘

（1）无粗纤维低渣饮食，先食低渣半流质饮食，禁食蔬菜及水果，后改为低渣软饭。

（2）适当增加脂肪，脂肪有润肠的作用，脂肪酸可促进肠蠕动，有利于排便；但不宜过多，每天应<100g。

（3）多饮水及饮料，保持肠内粪便湿润，以利通便，如早晨饮含蜂蜜的水等。

（4）进食洋粉制品，洋粉在肠内可吸收水分，使粪便软滑，体积增加，利于排泄。

（5）禁食刺激食物，禁止饮用烈酒、浓茶、咖啡、辣椒、咖喱等刺激性食品。

2.梗阻性便秘

若为器质性病变引起的，应首先治疗疾病，去除病因，如直肠癌、结肠癌等。若为不完全性梗阻，可考虑给予清流质饮食。饮食仅限于提供部分热能，并最低限度降低食物残渣，以胃肠外营养作为供给热能及营养素的主要方式。

3.无力性便秘

（1）高食物纤维饮食，多供给含食物纤维多的食物，刺激肠并促进胃肠蠕动，增强排便能力；如粗粮、带皮水果、新鲜蔬菜等。

（2）多饮水及饮料，使肠保持有足够的水分，有利粪便排出。

（3）供给B族维生素，多食用含B族维生素丰富的食物，可促进消化液分泌，维持和促进肠蠕动，有利于排便。如粗粮、酵母、豆类及其制品等。

（4）多食产气食物，多选食易于产气的食物，以促进肠蠕动，有利于排便；可选用洋葱、萝卜、蒜苗等。

（5）高脂肪饮食，适当增加高脂肪食物，植物油能直接润肠，且分解产物脂肪酸有刺激肠蠕动作用。可选用花生、芝麻、核桃，及花生油、芝麻油、豆油等，每天脂肪总量可达100g。供给润肠通便食物，如洋粉及其制品、银耳羹等。

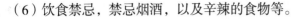

（6）饮食禁忌，禁忌烟酒，以及辛辣的食物等。

三、合理选择缓泻药

1.容积性泻药

该类泻药主要包括车前番泻复合颗粒和羧甲基纤维素钠颗粒等，其作用是可以增加粪便的体积，保留住粪便中的水分，并能轻度地促进肠蠕动。容积性泻药适用于轻、中度便秘患者，起效时间为服药后24小时左右。

2.渗透性泻药

此类泻药主要包括乳果糖、白色合剂、复方硫酸镁散等。乳果糖属于糖类泻药，当它进入结肠后会分解成小分子的有机酸，可起到增加粪便中的水分、防止粪便过干过硬的作用。白色合剂、复方硫酸镁散属于镁盐类泻药，其主要成分是硫酸镁，具有增加粪便中的水分及刺激肠壁收缩的作用。渗透性泻药适用于中、重度便秘患者，但它只能短期使用，否则会引发水电解质紊乱及高镁血症。另外，对于一些不能服用镁盐类泻药的便秘患者，可让其服用硫酸钠等钠盐类泻药，同样可以起到缓泻的作用。

3.润滑性泻药

此类泻药主要包括石蜡油、蓖麻油等，具有软化粪便的作用。润滑性泻药不可长期应用，在服用时也应小心，以防误将其吸入气管，引起呼吸道感染。

4.栓剂泻药

此类泻药主要包括开塞露、甘油栓和双醋酚丁等，其作用是可以刺激胃肠反射，从而加强肠蠕动，促进排便。栓剂泻药适用于便意少、排便困难的便秘患者。

5.促进胃肠动力药

该类泻药主要包括西沙必利、莫沙必利、多潘立酮等，其作用特点是可以促进肠道蠕动，帮助便秘患者产生便意。促胃肠动力药适用于胃肠动力差的便秘患者，尤其适用于由糖尿病、胃肠病等引起的功能性便秘患者。

6.中成药

此类泻药包括麻仁丸、六味安消胶囊等，具有润滑肠壁、增加粪便中水分和轻度促进肠蠕动的作用，适用于轻、中度便秘患者。

7.肠道微生态制剂

老年便秘患者还可根据自身情况，在医生的指导下服用一些肠道微生态制剂。

常用的微生态制剂主要有双歧三联活菌（粪链球菌，乳酸杆菌，双歧杆菌），整肠生（地衣芽孢杆菌），乳酸菌素片等。口服微生态制剂可以补充大量的生理性细菌，这些生理性细菌定植后可产生有机酸使肠腔内pH下降，调节肠道正常蠕动；同时抑制腐败菌定植和生长，纠正便秘时的菌群改变，改变肠道微生态环境。还可促进食物的消化、吸收和利用，减少体内腐败菌产生的胺酚、吲哚类代谢产物堆积和吸收，改变粪便性状有利粪便排出，对防治肠麻痹，缓解便秘和腹胀起到一定的作用。

另外，慢性便秘患者在最初服用容积性泻药、渗透性泻药和中成药等缓泻剂时，可在每天的中、晚餐后及夜间10点钟各服1次，并在每日早晨起床后定时大便。如发现大便开始变稀，应减少服药量，可改为1日服2次。

若每天服药2次后大便变为每日1次（2日1次也可）且不稀，可在2周后减少服药量，改为每天晚上10点钟服1次；若继续服药4~8周后大便已正常，即可停药观察。